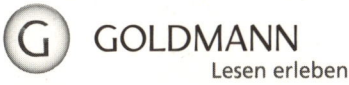

GOLDMANN
Lesen erleben

Buch

Du bist an jeder Diät gescheitert, die du probiert hast? Ist nicht vielmehr die Diät gescheitert – nicht du? Höchste Zeit, alte Diät-Vorstellungen abzulegen und die Wahrheit zu erkennen:

- Frühstück weglassen kann gesund sein.
- Kalte Bäder bringen dich deiner Traumfigur näher.
- Bestimmte Früchte blockieren die Fettverbrennung.
- Schwarzer Kaffee hilft, den Gewichtsverlust zu beschleunigen.
- Zellulite kann massiv reduziert werden.
- Viele kleine Mahlzeiten sind kontraproduktiv beim Abnehmen.
- Säfte und Smoothies verleiten dazu, zu viel zu essen.

Der Sportwissenschaftler Venice A. Fulton beweist uns, dass schnelle Verbesserungen durchaus möglich sind. Mit dieser einzigartigen Diät, die ursprünglich für seine prominenten Klienten entwickelt wurde, kannst du in nur sechs Wochen bis zu neun Kilo Körperfett abbauen! Weil niemand übergewichtig zur Welt kommt oder bis ans Ende mit Zellulite herumlaufen muss, und weil jeder – wirklich jeder – schlank werden kann.

Autor

Venice A. Fulton ist Sportwissenschaftler und schrieb für *Men's Health* und *Celebrity Bodies*. Seit zehn Jahren ist er als Personal Trainer tätig. Für prominente Klienten entwickelte er eine spezielle Diät, um sie für den roten Teppich in Topform zu bringen. Dieses Ernährungskonzept stellt er in seinem Buch *Die OMG-Diät* vor, das ursprünglich als E-Book im Eigenverlag erschien und in Kürze zum internationalen Bestseller wurde. Venice A. Fulton lebt in London.

VENICE A. FULTON

DIE OMG DIÄT

OH MY GOD!

IN SECHS WOCHEN SCHLANK

Aus dem Englischen von Stefanie Hutter

GOLDMANN

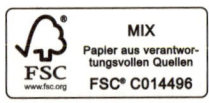

MIX
Papier aus verantwortungsvollen Quellen
FSC® C014496

Verlagsgruppe Random House FSC®N001967
Das für dieses Buch verwendete FSC©-zertifizierte Papier
Classic 95 liefert Stora Enso, Finnland.

1. Auflage
Deutsche Erstausgabe Mai 2013
Wilhelm Goldmann Verlag, München,
in der Verlagsgruppe Random House GmbH
© 2013 der deutschsprachigen Ausgabe
Wilhelm Goldmann Verlag, München,
in der Verlagsgruppe Random House GmbH
© 2012 Venice A. Fulton
Originaltitel: Six Weeks To OMG. Get Skinnier Than All Your Friends
Originalverlag: Penguin Books Ltd., London
Umschlaggestaltung: Uno Werbeagentur, München
Redaktion: Marlein Auge
Satz: Barbara Rabus
Druck und Bindung: GGP Media GmbH, Pößneck
BK · Herstellung: IH
Printed in Germany
ISBN 978-3-442-17376-1

www.goldmann-verlag.de

Sterben ist das falsche OMG

Frag vor einer Diät deinen Arzt

Für Bella,
die alles Schöne in diesem Leben in sich vereint.
Du, und nur du allein, gibst mir das Gefühl,
dass alles möglich ist. Ich liebe dich sehr.

Inhalt

Und der Oscar geht an ...

... dich! Lieber Leser, dieser Abschnitt eines Buches wird normalerweise mit »Danksagung« überschrieben. So ein langes Wort! Und ich frage mich, wozu, wenn ihn ohnehin keiner liest! Doch dieses Mal wirst du hoffentlich eine Ausnahme machen, denn der Dank ergeht an *dich*.

Ohne dich gäbe es dieses Buch nicht. Das klingt *wirklich* wie eine Oscar-Rede! Doch es stimmt, wenn keiner etwas verbessern wollte, würde dieser Planet auf ewig unverändert bleiben. Etwas besser zu machen ist doch unser aller Antrieb.

Und das wichtigste Etwas, das es zu verbessern gilt, sind wohl wir selbst. Es erfordert Mut sich einzugestehen, dass nicht alles perfekt ist, und noch mehr Mut, etwas dagegen zu unternehmen. Große Worte, kleine Taten — wir alle kennen das. Davon hebst du dich bereits ab!

Doch Vorsicht, es gibt Typen, die deinen Wunsch nach Verbesserung bei der erstbesten Gelegenheit ausnützen. Das musste ich schon viel zu oft mitansehen, daher lautet auch mein Wunsch, es nun besser zu machen. Dazu schrieb ich dieses Buch. Und nun wollen wir zusehen, dass du zu deinem ersten OMG kommst.

Venice A. Fulton
London, England

Weg mit dem Schrott

Die Ärzteschaft findet, du solltest dieses Buch nicht lesen. Deine Familie findet, du solltest dieses Buch nicht lesen. Deine Freunde finden, du solltest dieses Buch nicht lesen. Und du liest immer noch?

Gut gemacht! Schließlich ist es dein Leben. Nur du steckst in deiner Haut. Nur du wachst mit deinen Gedanken auf. Und nur du schläfst mit ihnen ein. *Sollte* und *sollte nicht* sind unnütze Worte. Schon wenn du sie liest, fühlst du dich unter Druck gesetzt. Fort damit!

Wissen ist Gold

Bis dieses Buch den großen Durchbruch schaffte, wurde es scharf kritisiert. Mit *OMG* und *schlank* im Titel war das wohl zu erwarten. Etwas unerwartet traf mich die Kritik jener, die es gar nicht gelesen hatten. Das ist, als würde man über ein Blind Date klagen, bevor man auch nur hingegangen ist! Als Wissenschaftler lernt man, das nicht zu tun (bildlich gesprochen, Wissenschaftler gehen nicht zu Dates), doch manchmal passiert es trotzdem. Wir leben in einer Welt voller Information, damit keine Überlastung eintritt, beachten wir große Teile davon überhaupt nicht.

Wenn es um deine Gesundheit geht, empfehle ich dir dringend, deine kritische Einstellung sorgfältig abzuwägen. Es könnte ja doch sein, dass sich hinter lockerem Ton und scherzhaften Kommentaren sensationelle wissenschaftliche Erkenntnisse verbergen, die dir helfen werden. Ich bin kein Erfinder, ich bin kein Entdecker. Ich nehme diese Dinge einfach nur ernst. Bleib offen, offen und nochmals offen.

Die Menschen um dich herum werden nur *verstummen*, wenn du ihnen zeigst, worum es dir geht. Wenn du sechs Wochen nach diesem Buch lebst, wirst du genau das tun. Und wenn du dich so stark veränderst, wie ich es dir zutraue, wird man dein neues Ich staunend mit den magischen drei Buchstaben »O-M-G« begrüßen!

Die Sorge in der Branche war groß, als sich herumsprach, was ich schreiben würde. Warum? Weil sie wussten, dass ich viel Schrott entsorgen würde. Und weil sie wussten, dass du deshalb keine weitere Diät, kein Trainings-»Geheimnis« und kein Diätfutter mehr kaufen würdest.

Ich glaube, wenn man dir einfach nur *sagt, was du zu tun hast*, wirst du es für eine Weile erfolgreich durchziehen — für eine Weile. Und hier liegt das Problem. Ohne näheres Wissen rebellierst du und kehrst allmählich in deinen gewohnten Trott zurück.

Ich weiß auch, dass du dabeibleibst, wenn du *begreifst*, was dahintersteckt. Wenn du wirklich begriffen hast, wirst du nicht einmal das Gefühl haben, du müsstest etwas einhalten. Du wirst einfach nicht mehr an deine früheren Gewohnheiten und Überzeugungen denken, du wirst neue Mechanismen entdecken. **Bleibender Erfolg!**

Warum liest du das?

Viele werden sagen, du hast keine Hilfe nötig, Eltern eingeschlossen. Vielleicht behaupten sie, »du bist okay, wie du bist«, »das ist ungesund« oder wärmen das klassische »das ist bloß Babyspeck« auf. Als ob du ein Baby wärst! Und wie ist es mit den anderen Behauptungen?

Stimmt alles nicht. Nur du kannst entscheiden, ob du *okay* bist. Niemand sonst. Auch bei schweren Essstörungen werden schlechte Gewohnheiten nur abgelegt, wenn ein Patient sein *Selbstbild* verändert. Lerne so früh wie möglich, dich selbst realistisch zu sehen.

Ist dieses Buch ungesund? Nein. Ich höre die Ärzte im Hintergrund murren! Solange du jung bist, meint man, das *solltest* du einfach Mutter Natur überlassen. Wenn »Mutter immer Recht hat«, dann wird sicherlich alles gut, wenn man ihr nicht ins Handwerk pfuscht.

Ja, genau! Der Natur überlassen, indem wir um Mitternacht Pizza bestellen oder viele Kilometer zurücklegen, ohne unsere Muskeln merklich anzustrengen. Wir leben in einer modernen Luxuswelt. Mutter Natur ist vor dreißig Jahren ausgewandert, sie kommt nicht mehr zurück!

Mediziner wissen sehr genau um Forschungsergebnisse, wonach viele Erkrankungen des Erwachsenenalters gewöhnlich in jungen Jahren beginnen und mit Übergewicht zu tun haben. Sie wissen auch, dass jemand, der in der Jugend schlank bleibt, als Erwachsener nicht so leicht übergewichtig sein wird.

Trotz dieses Wissens agiert die Ärzteschaft stets sehr vernunftbetont. Man hält es für das Beste, *auf Nummer sicher zu gehen*. Es ist gefährlich, auf Nummer sicher zu gehen! Es ist wesentlich vernünftiger, sich um sich selbst zu kümmern, indem man lernt, was man heute tun kann.

Dieses Buch wird auch deine psychische Gesundheit verbessern, weil es dir hilft, gut auszusehen und die Dinge im Griff zu haben.

Selbstvertrauen ist entscheidend, es zu erwerben ist heute schwieriger als je zuvor in der Geschichte des Menschen. Dieses Selbstvertrauen steht dir **jetzt** zu.

Und die Medien? Die machen dir das Leben ziemlich schwer. Einerseits wimmelt es in Zeitschriften und Filmen nur so vor wunderschönen Leuten, die das ganze Jahr über einfach umwerfend aussehen. Wenig überraschend: Mit schönen Menschen kann man Unmengen von Magazinen, Fernsehshows und Filmen verkaufen.

Erstaunlich ist dann allerdings, dass dieselben Shows oder Zeitschriften *dich* dafür kritisieren, dass du ebenso sein möchtest. Wer soll das verstehen? Die Medien wollen etwas verkaufen, was also ihre allzu lockeren Kommentare und ekelhaften Berichte angeht – ach, vergiss es!

So, nun wird es heftig. Freunde. Wetteiferst du heimlich mit jemandem? Hey, vielleicht wetteifert er oder sie heimlich mit dir! Ich möchte dir nur eine Erkenntnis über Freunde mitgeben. Sie gilt auch für Arbeitskollegen.

Sie haben Angst. Sie sind nicht eifersüchtig, *sie haben Angst.* Wenn du dich an dieses Buch hältst, könntest du schlagartig glücklich werden, doch die anderen wollen nicht zurückbleiben. Natürlich könnten sie es auch so machen, doch wir Menschen gehen scheinbar davon aus, dass immer nur einer Erfolg haben kann!

Erwarte dir also keine Hilfe, die Angst lässt das nicht zu. Manche könnten sogar zu weit gehen und dich entmutigen. Ich will hier nicht sagen, dass du deine Freunde völlig ignorieren sollst. Wir brauchen Freunde. Vor wem sollten wir uns denn sonst in Szene setzen!

Es geht hier um dich, nicht wahr?

Ja, natürlich! Warum auch nicht? Wenn es etwas gibt, das ich dir hier sehr gerne mitgeben möchte, dann ist es eine neue Achtung *vor dir selbst*. Sekunde, lies nicht einfach über diesen Satz hinweg, nur weil dein Hirn ihn schon kennt. **Achte dich selbst.** Ich meine es ernst. Ich spreche hier nicht von Klischees, »wenn wir uns selbst nicht achten, wer sollte es dann tun?«. Das gehört nicht hierher! Du musst dir selbst volle Achtung entgegenbringen und immer die klügsten Entscheidungen treffen.

Schicksal klingt geheimnisvoll-romantisch, besteht aber bloß aus einer ganzen Reihe von Entscheidungen, die nacheinander getroffen werden. In einer idealen Welt würde eine geniale Entscheidung auf die nächste folgen. Natürlich ist die Welt manchmal nicht ideal. Das Tolle dabei ist, dass einige winzige Fehlentscheidungen korrigiert werden *können*. Wie? Schließ die Augen (ist nicht empfehlenswert, wenn du zu Fuß oder mit dem Auto unterwegs bist), atme normal, sei ehrlich und warte auf deine innere Stimme. Sie hat immer Recht. Immer.

Wenn du den Glauben an dieses Buch verlierst und es am liebsten zerreißen würdest, warte kurz. Gehe in den Laden und zerreiße *andere* Diät-Bücher! Ganz im Ernst, warte kurz und frage dich, ob du immer ganz ehrlich gehandelt hast. Wenn dem so ist, zerreiße bitte auch dieses Buch und denke nicht mehr daran.

Und das solltest du daraus lernen: **In deiner Suche nach dem Glück kann es keine Kompromisse geben.** Die Lebensqualität hängt einfach davon ab, welche *Empfindungen* dominieren — den Augenblick, die Minute, die Stunde, den Tag, die Woche, den Monat, das Jahr, das Jahrzehnt, ta-da, *das Leben*.

Niemandem liegt mehr an dir als dir selbst. Niemand anderer lebt in deinem Kopf oder Körper als du selbst. Die Person da im Spiegel, das bist du. Alles hängt ganz allein von dir ab. Und wenn diese OMG-Reaktionen eintreten, kannst nur du sagen, *ich habe das geschafft*.

Kurz und knackig

Um das meiste aus diesem Buch herauszuholen, und das bedeutet, das meiste aus dir selbst herauszuholen, solltest du es lesen, wenn du dich voll darauf konzentrieren kannst. Du steigerst den Erfolg, wenn du wirklich weißt, *wie* es funktioniert, und nicht nur tust, was ich sage.

Nimm dir zum Lesen ein paar Tage Zeit. Wenn es immer noch nicht »klick« macht, wechsle den Sessel, das Bett oder den Sitzsack und lies es nochmals! Du sollst Experte werden. Experten lesen nicht bloß eine Zusammenfassung oder hören sich die Erfahrungen anderer mit dieser oder jener Diät an. Ein Experte *begreift*.

Jede Maßnahme wird so beschrieben, dass du sie einzeln ausprobieren und die Wirkung beobachten kannst (und somit weißt, ob du damit zurechtkommst). Aber es ist auch klar, dass dein Fortschritt wesentlich rascher sein wird, wenn du alle Maßnahmen gleichzeitig umsetzt.

Das liegt daran, dass unser Körper zwar ein Ganzes ist, aber dennoch aus einer riesigen Anzahl von Einzelteilen besteht. Der Ersatzteilkatalog für einen menschlichen Körper würde eine ganze Bibliothek füllen! Erst wenn alle Teile miteinander kommunizieren, heben wir ab.

Am Ende jedes Abschnitts wiederhole ich sechs OMG-fördernde Fakten, damit du *den Knackpunkt* des eben Gesagten erfasst (und gebe dir einen einfachen Rat mit auf den Weg). Ich scheine mich zu wiederholen (das ist Absicht). Verlasse dich nicht allein auf diese Zusammenfassungen!

Und noch etwas: Ich gehe davon aus, dass du, wenn du beginnst, keine Krankheit hast und keine Medikamente einnehmen musst. Übergewicht ist ungesund, doch in manchen Fällen kann auch jede Umstellung der Lebensweise ungesund sein. Sei klug.

Wenn du Bedenken hast, frag deinen Arzt und zeige ihm dieses Buch. Er sollte es lesen und nicht nur durchblättern oder *dich* womöglich erklären lassen, worum es geht. Viele Ärzte könnten daraus sogar etwas lernen. Soll das ein Witz sein?

Nö. Medizinstudenten beschäftigen sich nur sehr kurz mit Ernährung oder Gesundheit, oft nicht einmal einen Tag von fünf Jahren Studium. Ärzte sind dazu ausgebildet, *Krankheiten zu erkennen und zu behandeln*, nicht *die Gesundheit zu verbessern*. Und sie wissen überhaupt nichts darüber, wie man zu OMG kommt!

Dieses Buch spricht eine sehr einfache Sprache, die Abstände widersprechen allen Formatierungsregeln. Ich kümmere mich nicht um Regeln. Ich kümmere mich darum, dass *die Message* bei dir ankommt, und daher sieht es aus, wie es aussieht. Tolle Grafiken oder Bilder überlasse ich den Comics. Du brauchst nichts als die Wahrheit.

Bevor wir fortfahren, musst du etwas für mich tun. **Bleib offen.** Es gab eine Zeit, da meinte man, die Erde wäre eine Scheibe, wer sich zu weit vorwagte, würde *hinunterfallen*. Sei ein tapferer Kapitän, es ist an der Zeit, die Segel zu setzen.

KURZ UND KNACKIG ...

OMG 6 Lies nur, wenn du klar denken kannst.

OMG 5 Lies so lange, bis es überall »klick« macht.

OMG 4 Der Schlüssel zum Erfolg ist das Verstehen.

OMG 3 Bleib dran, bis du die Botschaft wirklich erfasst hast.

OMG 2 Wenn du zum Arzt gehst oder Medikamente nimmst, frag nach, wie es mit dieser Diät ist.

OMG 1 Bleib offen und sei neugierig auf dieses Buch.

OMG ! **Verlass dich nicht allein auf diese Zusammenfassungen!**

High Five

Willst du wirklich wissen, wie du blitzschnell verblüffende Ergebnisse erzielst? Nun, du musst an den entscheidenden Punkten ansetzen. Vieles ist Geschmackssache, aber es gibt **fünf Hauptbereiche**, auf die die meisten Menschen achten. Das sind unsere wichtigsten Ziele:

1 – Fett abbauen

Ich weiß, keine Frage. Aber man muss es erwähnen. Zu viel Körperfett ist das, was die meisten Menschen an der Erscheinung einer Person mehr als alles andere stört. Dick werden ist heutzutage leicht, bei der aktuellen Mode und dem gesellschaftlichen Druck aber nicht leicht zu verbergen.

Der überwiegende Teil dieses Buches beschäftigt sich mit der Beseitigung des unerwünschten Fettes. Vom wissenschaftlichen Standpunkt aus betrachtet macht das Sinn. Wenn du jene Dinge anpackst, die dich dick machen, beginnt der Körper, alle anderen Problembereiche zu verbessern.

Um sicherzustellen, dass der Fettabbau dauerhaft ist, werde ich dir reinen Wein einschenken, wie noch nie jemand zuvor. Wenn du wirklich begreifst, worauf es dem Körper ankommt, ist das Schlankbleiben kein Problem. Und du musst dann auch *gar nicht mehr* an all das denken!

2 – Straffen

Wenn du abnimmst, kommt die Haut näher an die Muskeln, und du wirkst in mancher Hinsicht straffer. Nun, Augenblick, du *wirkst so*. Um den Muskeltonus tatsächlich zu verbessern, im gesamten Körper, musst du etwas tun.

Unterlässt du es und jemand kommt dir nahe genug, um deinen Erfolg einem Berührungstest zu unterziehen, fühlst du dich womöglich an wie Fruchtgummi! Manche Menschen haben von Natur aus einen besseren Muskeltonus, aber auch sie könnten durch gezielte Maßnahmen profitieren.

Fühlt sich dein Körper schön straff an, verleiht dir das Selbstvertrauen, ohne dass du lang daran arbeiten musst. Wie? Wenn du deinen eigenen guten Muskeltonus spürst, weißt du immer, wie viel Potenzial in deinem Körper steckt. Er ist gewissermaßen dein eingebauter Trainer!

Die Maßnahmen zur Straffung des Körpers kommen deiner Gesundheit allgemein zugute. Ein straffer Körper ist nicht nur für einige Auserwählte. Den können wir alle haben. Und dann sieht dein Körper nicht bloß so aus, als würde er etwas leisten, er leistet *tatsächlich* etwas.

3 – Schlankere Oberschenkel

Röcke, enge Jeans, Hotpants, Sommerkleider. Die Modebranche scheint wie besessen von schönen Beinen! Wenn Medien und Gesellschaft so viel Wert auf weibliche Oberschenkel legen, ist es kein Wunder, dass diese weit oben auf deiner Prioritätenliste stehen.

Klarerweise hättest du sie gerne dünner, fester, glatter und ohne Cellulite. Und es würde dir auch nichts ausmachen, wenn sie etwas länger wären! Lässt sich alles machen (ja, auch Letzteres, denn schlankere Beine wirken immer länger).

Normalerweise würde ich sagen, lauf zwei Kilometer, wenn ein Gesundheitsberater von einer »Geheimwaffe« sprechen würde. Aber diesmal habe ich etwas so Ungewöhnliches, kaum Benütztes, dabei aber so Wirkungsvolles, dass man es tatsächlich als Geheimwaffe bezeichnen könnte. Deine Oberschenkel und deine Augen werden begeistert sein.

4 – Ein flacher Bauch

Ein straffer, flacher Bauch war nie so besonders wichtig. Dann kamen Nabel-Piercings, kurze Tops und hauchdünne moderne Gewebe, die nichts der Phantasie überlassen! Wenn du dich heutzutage gut fühlen willst, kannst du deine Körpermitte nicht ignorieren.

In unserer Mitte sitzen unsere Gefühle, sie ist da, wenn wir stehen oder liegen, und sie lässt grüßen, wenn wir uns hinsetzen! Du kannst deinen Bauch vor anderen verstecken, aber dich verfolgt er auf hinterlistige Weise.

Wissenschaftler stellten fest, dass ein flacher Bauch nicht bloß sexy aussieht. Er ist ein Beweis dafür, dass du vieles richtig machst. Das heißt auch, dass jemand, der den großen Bauch geschickt mit

Kleidung kaschiert, die Auswirkungen auf die Gesundheit nicht vermeiden kann.

5 – Strahlend gesunde Haut, Haare und Nägel

Diese Bereiche waren für mich beim Schreiben dieses Buches nicht vordringlich, doch dann dämmerte mir allmählich, dass sich keine OMG-Reaktion einstellen wird, wenn Haut und Haar schrecklich aussehen. Viele Diät- und Gesundheitsbücher kümmern sich nicht um Haut oder Haar. Und du?

Programme zielen oft auf gewisse Bereiche ab, während Haut, Haar und Nägel im Hintergrund leiden. Manche nehmen an, das wäre der Preis, den wir zahlen müssten. Quatsch! Die Haut ist unser größtes Organ, wenn sie leidet, stimmt etwas nicht.

Unser Haar deutet ebenso wie die Haut darauf hin, wie gesund wir tatsächlich sind. Teure Hautcremes und Haarkosmetik sind toll, lösen aber nicht die tiefer liegenden Probleme. Alles, was ich zu bieten habe, kommt deiner Schönheit zugute.

Du kannst das schaffen. Alle fünf. Und dann wirst du dich sicher umwerfend fühlen. Und du wirst spüren, dass du wieder alles im Griff hast.

Alles im Griff? Ja, wieder alles im Griff hast. Wenn du zu diesem Buch greifst, ist irgendwo in dir das Gefühl vorhanden, dass die Dinge aus dem Ruder gelaufen sind. Kommt sich jemand zu lange hilflos vor, kann ein Gefühl des »Wozu denn?« entstehen. Dieser Satz ist echt gefährlich.

Ich kann nicht sagen, worin dein oberstes Ziel besteht. Das ist *persönlich*. Aber ich weiß mit Sicherheit, dass dein Kopf, wenn du deinen Körper und deine Gesundheit wieder im Griff hast, die nötige Freiheit erlangt, um in allem, was dir am Herzen liegt, brillant zu sein. Darum blättern wir jetzt weiter!

KURZ UND KNACKIG...

OMG 6 Dein Körperfett wird schwinden.

OMG 5 Dein Körper wird straffer.

OMG 4 Deine Oberschenkel werden schlanker.

OMG 3 Dein Bauch wird flacher.

OMG 2 Haar, Haut und Nägel werden wunderschön.

OMG 1 Du wirst dich in deiner Haut wohlfühlen.

OMG ! **Du wirst die Dinge wieder in den Griff kriegen, wenn du umblätterst!**

Das Wörtchen »wie«

»Wie dick bin ich, was meinst du?«
»Wie viel kann ich abnehmen, was meinst du?«
»Wie schnell kann ich abnehmen, was meinst du?«

»Wie dick bin ich, was meinst du?«

Du hast vielleicht auch schon mal gefragt: »Findest du, dass ich dick bin?« Manche von euch kennen die Antwort schon, und manche von euch könnten sogar Recht haben. Die Mehrheit hat nicht Recht. Am Ende des Abschnitts wirst du dieser Wahrheit viel mehr vertrauen.

Für viele ist diese Frage wichtig, weil sich die nächste daraus ergibt (»Wie viel kann ich abnehmen, was meinst du?«). Die meisten wollen darauf eine *exakte* Antwort. Hast du die auch schon erhalten? Nun pass gut auf: Hör auf niemanden!

Jeder hat seine Meinung. Freunde bieten Rat in Fünfer-Blöcken, »du musst fünf/zehn/fünfzehn Kilo abnehmen!« Ein Arzt kommt mit Diagrammen, einer Formel oder Fachchinesisch. Ein Elternteil sagt vielleicht »viel«!

Freunde und Verwandte
Menschen, mit denen du viel zusammen bist, werden dein Aussehen sicher sehr wichtig nehmen. Aber dass sie dir nahestehen, macht sie

nicht automatisch zu Experten. Es lässt eine genaue Antwort sogar unwahrscheinlicher werden.

Deine Eltern vergleichen dich vielleicht negativ (oder positiv) mit deinem Bruder, deiner Schwester, einem Verwandten oder sich selbst. Das kann man nicht. Auch innerhalb einer Familie sind genetische Anlagen und Gewohnheiten verschieden, daher kann man nicht so vereinfachen.

Aus demselben Grund ist die Ansicht eines guten Freundes vielleicht nicht sehr hilfreich. Und es besteht immer die Gefahr, dass sie deinen drohenden Erfolg fürchten, wenn sie ehrlich antworten und mit dir nicht mithalten können.

Ärzte

Ärzte sind Experten für Gesundheit, meinen wir. In Wahrheit sind sie jedoch Experten für Krankheit, wie ich schon erwähnte. Ein Arzt studiert viele Jahre, verbringt aber nur einen Tag mit dem Thema Ernährung. Du kannst nur hoffen, dass *er* an diesem Tag nicht krank war!

Wenn du den Onkel Doktor um Rat fragst, hat er immer ein paar Standardmethoden parat. Er wird dich zunächst auf die Waage schicken. Über die Waage unterhalten wir uns später, sie ist jetzt nicht wichtig. Hier geht es darum, wie der Arzt sie verwendet.

Wenn er dein Gewicht abgelesen hat, folgen gewöhnlich noch ein oder zwei Schritte. Er holt sein Diagramm hervor, fragt nach deiner Körpergröße und setzt, wenn er eine Forschernatur ist, schließlich seine Geheimwaffe ein: den Taschenrechner!

Tabellen für Größe und Gewicht

Kommt dein Arzt mit einer Tabelle, weißt du *alte Schule*. Diese Tabellen wurden in den 1950ern entwickelt, als Entscheidungshilfe für eine große Versicherungsgesellschaft, die dein Krankheitsrisiko bewerten wollte (um dann mehr verrechnen zu können).

Sie wurden '83 auf den neuesten Stand gebracht, farblich und mit Grafiken aufgepeppt. Trotz dieser Änderungen ist die Idee dahinter falsch.

Die Länge deiner Knochen (deine Größe) und die Kraft, die du auf die *Erde* ausübst (dein Gewicht), erklären noch nicht alles.

Menschen mit gleicher Größe oder gleichem Gewicht (oder beidem) können sich in anderer Hinsicht stark unterscheiden. Manche haben mehr Muskelmasse, manche haben kurze Beine oder lange Schlüsselbeine, und all diese Faktoren bleiben in Tabellen unberücksichtigt. Sie können die Wirklichkeit nicht erfassen.

Der Punkt in der Tabelle, wo Größe und Gewicht zusammentreffen, wird mit den Punkten einer anderen *Anna* verglichen, das heißt, es sind Durchschnittswerte. Durchschnittswerte sind bloß, was häufig vorkommt. Und in der Gesundheit bedeutet *häufig* nicht automatisch *ideal*. Denk einmal nach.

Die heutigen Diagramme teilen alle brav in kleine Gruppen ein. Untergewicht, normal, Übergewicht, fettleibig und die furchteinflößende *morbide Adipositas*. Das sind alles bloß Worte! Auf diese Weise können dich andere leichter beschreiben.

Tabellen für Größe und Gewicht traf man seinerzeit *nur* in den Büros von Versicherungsgesellschaften an. Nach und nach fanden sie Eingang in Arztpraxen, Fitnessstudios und nun gibt es sie überall. Wenn du auf eine stößt, mach dir nicht die Mühe. Du weißt es besser.

Body Mass Index

Erstaunlich, man nimmt drei normale Wörter, fügt sie zusammen, und schon klingt es nach Wissenschaft! Body-Mass-Index, kurz BMI. Dafür holst du oder dein Arzt den Taschenrechner hervor.

Der BMI ermittelt rechnerisch, wie viel Masse du im Verhältnis zu deiner Größe hast. Multipliziere deine Größe in Metern mit sich selbst. Dividiere dann dein Gewicht in Kilo durch das Ergebnis. Verwirrt oder gelangweilt? Sowohl als auch!

So wie für Größe und Gewicht gibt es auch Diagramme für deinen BMI. Wie alle Diagramme machen sie die Zahlen nicht nützlicher. Auch der BMI ermöglicht eine Einteilung in hübsche kleine Gruppen.

Diese Kategorien klingen wie eine Mischung der alten Klassiker, Untergewicht, Normalgewicht, Übergewicht, und der Raumschifftypen Adipositas Klasse I, Adipositas Klasse II und Adipositas Klasse III. Klar, dass die sich nicht als Schimpfwörter für die Schule eignen!

Ich schlage vor, dass du jetzt all diese Kategorien vergisst, für immer. Es ist eigenartig, dass wir sie bereits für viele Jahre *vergessen hatten*, für mehr als 150 Jahre sogar. Der BMI wurde bereits 1830 von einem belgischen Mathematiker erfunden. Er klang amüsant!

Als man begann, die Genauigkeit der Tabellen für Größe und Gewicht in Frage zu stellen, feierte der BMI sein Comeback. Er klingt vielleicht kompliziert, unterscheidet sich aber nicht von Gehabtem. Und so wie die Größen- und Gewichts-Tabellen ist auch der BMI überall anzutreffen.

Die Formel bewährt sich nur bei extremem Unter- oder Überge-wicht, wenn das Problem ohnehin bereits offensichtlich ist! Dummer-weise ist die Genauigkeit in der häufigsten BMI-Gruppe *normal* am geringsten. Ach nein!

Grund für die fehlende Genauigkeit ist unsere alte Freundin *Anna Durchschnitt*. BMI-Werte entstanden unter Verwendung all der Da-ten von vielen, vielen »Annen«. Du siehst nun schon, dass wir, wenn *Anna* nicht ideal war und wir viele »Annen« herangezogen haben, ganz schön alt aussehen könnten!

Fügen wir also noch drei Buchstaben hinzu und verabschieden wir uns: RIP – BMI. Er ist zu mechanisch, nicht persönlich genug, um etwas Wichtiges auszusagen. Nun haben wir Tabellen und Statistik über Bord geworfen, und du weißt immer noch nicht, wie dick du wirklich bist!

Körperfettanteil

Ehrenwort, das ist die letzte zu ignorierende Methode! Auf der Suche nach immer mehr Wissen über unseren Körper fand die Wissenschaft scheinbar die ultimative statistische Größe, den Körperfettanteil. Manchmal wird auch von einer Körperanalyse gesprochen.

Von all den besprochenen Messgrößen muss man den Körperfett-anteil wenigstens als ernsthaften Versuch ansehen. Ich gebe ihm ein A+ für seine Bemühungen. Die Frage, wie viel von unserem Körper Fett ist und wie viel nicht, ist ein logischer Ansatz.

Um das festzustellen, kannst du dich entweder selbst kneifen (mit einer riesigen Plastikzange), dich in Wasser untertauchen lassen, dei-nen Atem analysieren lassen, dich von Strom durchfließen lassen oder dich von einer immensen, Röntgen-ähnlichen Maschine aufnehmen lassen.

Diese Methoden sind unterschiedlich genau. Sie alle liefern eine Zahl, die besagt, wie viel von dir Fett ist. Das Übrige besteht dann aus einer Kombination von Wasser, Muskeln, Organen und Knochen.

Sagen wir also, dein Körperfettanteil wurde genau gemessen. Das Ergebnis liegt vor dir, was nun? Es ist wieder einmal Zeit für eine Tabelle, ein Diagramm oder eine Beurteilung! Oh ja, die kommen immer wieder!

Auch diese entstehen durch die Analyse der Ergebnisse vieler Personen. Je nachdem, wo du nachsiehst, wird dein Körperfettanteil anders interpretiert. Es gibt dabei nur ein großes Problem. Diese Interpretationen sagen nichts aus!

Die wissenschaftliche Forschung kann dir eine Menge über Körperfettanteile sagen. Männliche Olympiateilnehmer weisen weniger als zehn Prozent Körperfett auf, Frauen mit 15 Prozent oder weniger haben keine Monatsblutungen mehr und wer unter drei Prozent abfällt, wird das Bett vermutlich nicht mehr verlassen.

Unerwarteterweise ist auch der Körperfettanteil problematisch. Sagen wir, zwei Personen haben beide 20 Prozent Körperfett. Vielleicht sind sie sogar gleich groß. Eine kann nun einen großen Bauch oder dicke Oberschenkel haben, während die andere eine eher gleichmäßige Fettverteilung aufweist.

Das ergibt sich aus Unterschieden in der Muskel- und Fettzellenverteilung, in der Knochenlänge und im Wasseranteil. Dein Körperfettanteil besitzt ungefähr den Wert einer Zutatenliste für einen Kuchen. Sie sagt nichts darüber aus, ob der Kuchen gelingen wird.

Das Problem ist beim Körperfettanteil das gleiche wie bei allen anderen Methoden, die bereits behandelt wurden. Sie sind selten genau, sie vergleichen dich bloß mit anderen, und sie produzieren Zahlen, die dir Angst machen oder falsche Hoffnung verleihen.

Von einem rein optischen Standpunkt betrachtet sind sie beinahe lächerlich. Wann bist du das letzte Mal durch die Straßen gegangen, hast jemanden gesehen, der dich beeindruckte oder schockierte und dabei gedacht, »Wow, die hat sicher einen BMI von 19« oder »die hat Adipositas Klasse III«!

Vermutlich ist dir längst klar geworden, dass die moderne Messtechnik im besten Fall unterhaltsam ist, jedenfalls aber vom Wesentlichen ablenkt: wie wir uns selbst sehen, wie wir andere sehen und wie wir das Gesehene vergleichen.

Die Wissenschaftler, die das eben gelesen haben, werden sich nun vor Zorn die Haare ausreißen. Sie ziehen eine Welt der exakten Daten, Forschungen und Theorien vor. Doch die wenigsten von uns leben in einer solchen Welt. Ich habe eine Theorie. **Theorien sind hier unerwünscht!**

Was bleibt also? Ach ja, die große Frage, »Wie dick bin ich, was meinst du?«. Kannst du die Antwort schon sehen? Du hast eben einen wichtigen Hinweis erhalten. Die Antwort hat ebenso viele Buchstaben wie »Fett«. Nein? Es geht um dein *Auge*.

Jetzt zerreiß bloß nicht die Seite oder wirf dein Handy in die Ecke! Ich empfehle dir einfach, dich auf die wirkungsvollste, persönlichste und instinktivste Urteilsmethode zu verlassen, die du hast. Dein Hirn. Du schüttelst es vermutlich gerade!

Sinn dieses Abschnitts ist, dir zu vermitteln, wie wichtig es ist, **dir** selbst zu vertrauen, *und* dich selbst mit dir selbst zu vergleichen. Ich kann dich natürlich nicht davon abhalten, dich mit deinen Freunden/Freundinnen zu vergleichen.

Es ist entscheidend, dass du lernst, auf das zu vertrauen, was körperlich, also real, ist. Das steigert die Aufrichtigkeit dir selbst gegenüber. Wenn du das erreichst und dich nicht länger auf andere verlässt, weißt du genau, wann du fortfahren kannst wie bisher, und wann du dich mehr anstrengen musst.

Manche von euch sind wohl gewöhnt, sich auf das Urteil anderer zu verlassen, indem sie Freunde, Verwandte oder sogar Fremde im Internet nach ihrer Meinung über ihren Körper fragen. Ich erlaube dir hiermit ganz offiziell, damit aufzuhören! Jetzt! JETZT, sagte ich!

Übrigens will ich hier nicht andeuten, dass du nie wieder auf die Waage steigen sollst. Richtig eingesetzt ist eine Waage ein verlässliches und motivierendes Werkzeug. Es gibt auch andere Dinge, die du nutzen kannst, viele werden das auch schon tun.

Der Spiegel

Ein Blick in den Spiegel kommt wahrscheinlich der ehrlichen Einschätzung durch jemand anderen am nächsten! Gib acht, dass der Spiegel neutral ist (dich also weder schlanker noch dicker erscheinen lässt, als du bist). Und schau immer in denselben Spiegel.

Wenn du wirklich ein gutes Bild von deinem Körper erhalten willst, schau dich nicht nur von vorne oder von der Seite an. **Hol dir einen zweiten Spiegel, damit du dich auch von hinten siehst.** Wir wollen hier keine Obsessionen entwickeln. Die Hälfte des Bildes zu ignorieren ist schlicht und einfach ungenau!

Wenn du keine andere Möglichkeit hast, begib dich in die Umklei-
dekabine eines Kaufhauses. Die Beleuchtung ist oft eklig, aber der
Spiegel liefert genaue Informationen über deine gesamte Erscheinung. Geh immer ins gleiche Kaufhaus. Ach übrigens, du musst
nichts kaufen!

Kleider

Das ist nicht so einfach, wie es klingt. Es gibt wahrscheinlich nichts
Schöneres, als gut in die Lieblingsjeans zu passen, besonders wenn
das länger ein Problem war. Wenn die Jeans immer die gleichen sind,
funktioniert das ausgezeichnet.

Aber leider sind diese irreführenden Zahlen schon wieder da: Klei-
dergrößen. Sie können sehr irreführend sein. Modedesigner wissen
sehr gut, dass wir alle möglichst kleine Größen tragen möchten.

Manche schneidern daher extra groß. Stell dir vor, du musst dich
zwischen zwei ähnlichen Jeans unterschiedlicher Marken entscheiden. Einmal Größe 38 und einmal Größe 36. Wäre die Versuchung
nicht groß, die schmeichelnde Größe 36 zu wählen?

Du kannst es dir natürlich auch schwieriger machen, wenn du ein
Kleidungsstück wählst, das seine Größe *verändert*. Natürliche Materi-
alien wie Baumwolle können gewaltig einlaufen, besonders im Wä-
schetrockner. Andere werden dagegen wesentlich größer!

Wenn Kleider ein Maßstab sein sollen, halte dich an Stücke, die ihre Größe behalten. Und keine Panik, wenn Jeans aus einem Laden
leicht passen, die aus einem anderen aber sehr knapp sitzen. So
schnell nimmt keiner zu! Das sind nur Zahlen.

Fotos

Digitale Aufnahmen mit dem Handy oder einer Kamera erleichtern das Aufzeichnen deiner Fortschritte. Dazu brauchst du nicht einmal Hilfe. Nur einen guten Platz für die Kamera beziehungsweise ein Stativ. Auch Fotos vor einem großen Spiegel sind sehr hilfreich.

Wenn du mit Fotos arbeitest, musst du immer gleich vorgehen. Das bedeutet, du machst sie immer am selben Ort, bei derselben Beleuchtung (wichtig) und mit derselben Kamera. Wenn du einen Badeanzug oder Shorts trägst, dann immer die gleichen.

Du verlässt dich also auf dich, den Spiegel, deine Klamotten und machst vielleicht noch ein paar Fotos. Wie bereits erwähnt ist auch eine Waage sehr nützlich. Sie wird extra behandelt. Aber jetzt höre ich dich schon deine nächste Frage lautstark vorbringen!

»Wie viel kann ich abnehmen, was meinst du?«

Für viele ist das wohl die zweitwichtigste Frage. Und sie ist sogar *am leichtesten* zu beantworten. Diese Tatsache ist wohl so schwer zu akzeptieren wie keine andere in diesem Buch. Bist du bereit? Tief einatmen!

Es gibt kein Limit, wie viel Fett du abbauen kannst. Wenn du sehr dick bist, kannst du mehr abbauen als jemand, der von vornherein weniger Körperfett hat. Aber jeder, wirklich j-e-d-e-r, kann schlank sein. Ja, schlank.

Wissenschaftler und Psychologen finden das vermutlich unverantwortlich. Das macht mir nichts aus. Ich möchte dich einfach inspirieren. Wenn es dich wütend macht, verstehe ich das. Wir alle haben Gespräche mit angehört, Beiträge verinnerlicht, die andeuten, dass nicht jeder zum Schlanksein geboren ist.

»Du musst begreifen, dass du anders gebaut bist als sie.«
»Ich nehme an, mein Stoffwechsel arbeitet einfach besonders schnell.«
»Das Wichtigste sind die Gene.«
»Ach komm, sieh dir mal deine Knöchel an.«

Wenn du etwas oft genug hörst, glaubst du es allmählich, machst daraus eine Tatsache und verhältst dich schließlich entsprechend. Es ist nicht richtig, dass viele Menschen das tun und ihren Traum vom Schlanksein aufgeben. Es ist Zeit, die Festplatte zu löschen!

Jeder kann schlank sein. Es ist gesund, es ist möglich und – ganz wesentlich – es ist das, was der menschliche Körper gerne ist.

Während Wissenschaftler und Diät-Gurus mit den *Unterschieden* zwischen menschlichen Wesen beschäftigt waren, ließen sie die *Ähnlichkeiten* außer Acht. Und davon gibt es eine ganze Menge.

Wir verfügen über genug Wissen, das uns, wenn es richtig interpretiert und eingesetzt wird, schlank und gesund erhalten kann. Das funktioniert bei mindestens 99 Prozent der Bevölkerung. Und auch das eine Prozent kann mehr verbessern, als jemand für möglich gehalten hätte.

Du fragst dich vielleicht, wie das sein kann, besonders wo die erfolgreich Schlanken ziemlich selten sind. Menschliche Wesen sind Teil des Universums. Und das hat seine Gesetze. Die Gesetze der Physik, Chemie und Biologie sind wohlbekannt.

Du bist nie mit einer Diät »gescheitert«. Niemals! Die Diät war nicht richtig aufgebaut, berücksichtigte diese Grundgesetze nicht.

Das ist etwas ganz anderes. Du musst das Gefühl, versagt zu haben, löschen. Oder du wirst meinen, dass du eben anders bist und »zu denen gehörst«, die nicht schlank sein können. Nicht noch ein Experte für Genetik – gib nicht deinen Genen die Schuld!

»Wie schnell kann ich abnehmen, was meinst du?«

Es lässt sich nicht leugnen, dass manche Menschen Fett schneller und müheloser abbauen als andere. Dieser Unterschied in der Geschwindigkeit lässt Menschen aufgeben. Entscheidend ist dabei die Erkenntnis, dass du letzten Endes so schlank sein kannst, wie du möchtest.

Ich merke schon, diese Antwort ist dir zu wischi-waschi. Die Frage nach der Geschwindigkeit ist von allen die spannendste. Vielleicht ist sie *der* Grund, warum du zu *Die OMG-Diät* gegriffen hast. Ich werde so ehrlich antworten wie möglich.

In gewisser Weise hätte ich diese Frage mit der vorigen, »Wie viel kann ich abnehmen, meinst du?« beantworten können. Aber für größere Genauigkeit war ein Zeitrahmen nötig. **In sechs Wochen kannst du zwischen fünf und neun Kilo *Fett* abbauen. Nicht *Gewicht*.**

Das heißt, wenn du die Ideen in diesem Buch umsetzt, wirst du **Fett mit einer Geschwindigkeit von bis zu 1,5 Kilo pro Woche abbauen.** Wenn dir das zu wenig ist, warte kurz. Manche Diäten versprechen eine raschere Gewichtsabnahme. Und halten das. Aber das ist Gewicht, nicht Fett.

Viele Menschen gehen davon aus, dass rascher Gewichtsverlust immer Wasserverlust ist. Nö. Wenn die Kalorien ultrastark reduziert werden (oder die Nahrungsmittelauswahl), erfolgt der Gewichtsverlust primär durch Abbau der Muskelmasse. Und das ist eine Naturkatastrophe!

Wasserverlust ist *leicht* zu beheben. Der Körper verfügt über einen eingebauten Mechanismus, der unser Interesse an Wasser und wasserhaltigen Nahrungsmitteln erhält. Auch wenn du nicht auf deinen Durst achtest, zwingt dich der Körper, es dir anders zu überlegen, indem er dich langsamer und körperlich schwach macht.

Zimmerwarmes Wasser gelangt in weniger als zehn Minuten vom Mund in die Muskeln. Aber die Muskelmasse selbst braucht Wochen, Monate und manchmal sogar *Jahre*, um sich zu regenerieren und von plötzlichem Verlust zu erholen. Und in dieser Zeit leidest du darunter.

Manche von euch denken jetzt vielleicht: »Egal, das sieht keiner, und ich sehe zumindest schlank aus!« Wenn die Muskeln schrumpfen, ist das kein Grund zur Freude. Vor anderen kannst du es vielleicht verbergen, aber dein Körper weiß immer, was los ist.

Muskelmasse abzubauen ist niemals gut. Aus kosmetischer Sicht wird dein Körper etwas weicher sein. Vielleicht kannst du damit leben. Doch es folgt eine Verlangsamung des Stoffwechsels. Endlich etwas, dem du die Schuld an deinem Übergewicht zuschieben kannst!

Denn der Großteil unserer Nahrung wird genau dort, in den Muskeln, »verbrannt«. Betrachte den Muskel als Ofen. Wird der Ofen kleiner, dann schrumpft auch deine Fähigkeit, Kalorien zu verbrennen. Und ein kleinerer Ofen bedeutet weniger Pizzastücke für dich!

Also, zurück zu diesen fünf bis neun Kilo. Das entspricht einem Fettabbau von etwa 0,8 bis 1,5 Kilo pro Woche. Geht es schneller? Ja. Einen schnelleren Fettabbau konnte ich bei etwa zehn Prozent der Menschen beobachten. Und es geht auch langsamer.

Und worauf gehen diese Unterschiede zurück? Die ehrliche Antwort lautet, ich weiß es nicht. Hier spielen so viele Faktoren mit, von denen wir etliche noch nicht kennen. Und weil wir nicht wissen, was wir suchen, kann ich auch keine Tipps für Verbesserungen geben.

Fünf bis neun Kilo Fett weniger in sechs Wochen ist schnell. Das tritt ein, wenn du vieles richtig machst. Wenn dir bis zu 1,5 Kilo pro Woche wenig erscheint, überlege, was da von Woche zu Woche zusammenkommt. Ich wette, nicht einmal das Zunehmen ging so schnell!

Wenn jemand noch schneller abnimmt, sieht er gewöhnlich nicht besser aus. Wenn du in sechs Wochen fünf bis neun Kilo Fett verlierst, sind die Veränderungen für jedermann offensichtlich (auch wenn du bei 110 Kilo begonnen hast). Wie bei »OMG« – offensichtlich!

Deine Kleider werden besser passen, mit besonders großer Wirkung an der Taille (wo das Fett tief in deinem Inneren sitzt). Gesicht, Hals und Kiefer werden weniger schwammig wirken. Und du wirst dich leichter fühlen, das ist *so* erfrischend.

Okay, nimm dir ein wenig Zeit, über das nachzudenken, was du in diesem Abschnitt gelesen hast. Es hat vermutlich dein Denken verändert, dich verwirrt und ermüdet. Sei ehrlich zu dir selbst und lies erst weiter, wenn du dazu bereit bist. Entscheidungen stehen an!

KURZ UND KNACKIG ...

OMG 6 Jeder hat seine Meinung, aber deine ist immer die beste.

OMG 5 Vergiss Tabellen, Diagramme, Anteile und BMI.

OMG 4 Waage, Spiegel und Kleidung motivieren uns.

OMG 3 In sechs Wochen kannst du zwischen fünf und neun Kilo Fett abbauen.

OMG 2 Ein schnelleres Tempo kann einen übermäßigen Verlust an Muskelmasse bedeuten (schlecht).

OMG 1 Jeder kann superschlank werden, ganz gleich, was die anderen sagen.

OMG ! **Lerne, dir selbst zu vertrauen, der Lohn ist dir sicher!**

Große Pläne

Wir alle haben unterschiedliche Ziele, daher brauchen wir unterschiedliche Pläne. Es ist nicht schwer, den richtigen zu finden, sei einfach ehrlich. Und damit meine ich, überlege genau, wie viel Fett du wie schnell abbauen musst. Ich verlange von dir auch nicht, dass du es dir leicht machst!

Mir ist klar, dass für manche sechs Wochen schon zu lang sind. Vielleicht steht eine große Party bevor, oder du hast es einfach eilig. Wenn du auf sieben Kilo oder weniger abzielst, könntest du den intensivsten Plan wählen und es in weniger als sechs Wochen abbauen.

Diese Blitzmethode hat jedoch ihre Grenzen, Fettabbau in einer bestimmten Größenordnung ist mehr als unwahrscheinlich, egal, was andere Bücher, Trainer oder Gurus behaupten. In Wahrheit sind die Zahlen bei den meisten Diät- oder Gesundheitsprogrammen schlichtweg aus der Luft gegriffen.

So etwas hast du nicht nötig. Meine Zielgrößen sind nicht bloß geraten. Sie stammen aus Versuchen. Und hier meine ich *offizielle Experimente mit Menschen*! Sie entsprechen ziemlich der Obergrenze für Fettabbau innerhalb von sechs Wochen.

Wie bei allen Durchschnittswerten werden manche Menschen weniger, andere mehr abnehmen. Hör auf damit! »Hör auf womit?«, wirst du nun fragen. An diesem Punkt verlieren viele Menschen den Mut. Sie beschließen, jene einzelne Person zu sein, die weniger abnimmt. Sprich mir nach:

Ich weiß nicht, wie es bei mir läuft, bis ich es versucht habe!
Ich weiß nicht, wie es bei mir läuft, bis ich es versucht habe!
Ich weiß nicht, wie es bei mir läuft, bis ich es versucht habe!

Wenn du zu kämpfen hast, möchtest du vielleicht einen Gang zurückschalten und wieder steigern, wenn du kannst. Versuche aber, nicht die ganze Zeit zu wechseln, das könnte deine Disziplin aufweichen.

Eines sei hier klargestellt, die Grundideen des Buches sind für alle sehr ähnlich. Unterschiede gibt es nur in wenigen Bereichen, dann wird eine Variation dabeistehen. Wenn keine Variation für den Plan erwähnt wird, bedeutet das gilt für alle! Denk an Videospiele:

Wave

In sechs Wochen fünf Kilo Fett abbauen

Das ist die leichteste Stufe. Leichteste Stufe bedeutet jedoch nicht, dass es leicht ist! Viele Ideen in diesem Buch sind wohl neu und werden heftig diskutiert, wenn du dich fragst, ob dein Kopf und deine Lebensweise diesen Sprung ins kalte Wasser schaffen, ist das vermutlich die richtige Stufe für dich.

Mit *Wave* weckst du Körper und Geist auf und lässt sie neu funktionieren. Sollten fünf Kilo weniger Fett dein Ziel sein, das du aber in weniger als sechs Wochen erreichen möchtest, kannst du es mit der nächsten Stufe versuchen, *Blaze*.

Blaze

In sechs Wochen sieben Kilo Fett abbauen

Dieser Plan ist härter als *Wave*. Er verlangt mehr Disziplin und mentale Stärke von dir. Doch durch mehr Bewegung, klügere Nahrungsmittelauswahl mit besserer Biochemie und Physik führt *Blaze* zu 50 Prozent mehr Fettverbrennung als *Wave*.

Wenn du wirklich ans Maximum gehen oder weniger in Windeseile abnehmen möchtest, könntest du es mit der höchsten Stufe versuchen, *Quake*. Das ist nicht einfach, aber dafür wird dein Körper dann einfach so aussehen müssen, wie du es möchtest.

Quake

In sechs Wochen neun Kilo Fett abbauen

Täusch dich nicht, diese Stufe erfordert eine echte Umstellung deiner Überzeugungen und deines Einsatzes, gemessen an den meisten Dingen, die du bisher versucht hast. Deine Freunde werden dich für verrückt halten, vielleicht fragst du dich selbst ab und zu: »Was mache ich hier?!«

Aber das Ergebnis spricht für sich. *Quake* erfordert eine noch klügere Auswahl als *Blaze* und noch mehr Hingabe. Wenn du dir noch nicht sicher bist, setz dich hin, lies das vorherige Kapitel noch einmal, schlaf drüber und entscheide dich am Morgen.

Um kurz zu rekapitulieren, es gibt zwar drei Stufen, aber die Prinzipien bleiben die gleichen. Für mehr Fettabbau müssen einige Dinge natürlich härter ausfallen. Betrachte *Wave, Blaze* und *Quake* als *leicht, normal* und *hart*. Oder als hart, härter und »ist das dein Ernst?«. Das war ein Wiiiiiitz! Keineswegs!

Einige Anmerkungen für Ungläubige

Kritiker könnten einwerfen, diese Pläne wären auf Dauer ungeeignet. Und weißt du was, wenn du das Gefühl hättest, dass du ständig nach Plan leben musst, egal, nach welchem Plan, hätten sie sogar Recht. Aber sie haben nicht in allem Recht. Kritiker haben niemals in allem Recht!

Ich *will*, dass du *am Anfang* das Gefühl hast, dass du nach Plan lebst, weil das spannend und stimulierend wirkt. Nach einer Weile wirst du jedoch begreifen, wie es funktioniert, und diese Methoden werden allmählich mit deiner Lebensweise verschmelzen. Plan? Welcher Plan?

Zu viel Fett mit sich herumzutragen ist sehr ungesund, mit vielen Krankheiten verbunden, stört das Wohlbefinden und passiert nur aufgrund außerordentlicher Verhaltensweisen. Um dagegen anzukämpfen, **brauchen wir einen außerordentlichen Plan.**

Was ist mit jenen, die behaupten, die Ziele für den Fettabbau wären zu niedrig angesetzt? Vielleicht gibst du ihnen Recht. Zu geringen Fettabbau kann es nicht geben. Ja, wir möchten alles schneller erreichen, aber **jedes Gramm abgebautes Fett ist ein Schritt in die richtige Richtung.**

Fachleute, die behaupten, man könne Fett schneller abbauen als neun Kilo in sechs Wochen, sind keine Fachleute. Das sind Zufalls-generatoren! Vielleicht kannst du dich jedoch erinnern, dass einer deiner Bekannten einmal mehr abgenommen hat. Vielleicht warst es auch du. Das geht so.

Erfolg nach Gewicht

Das bedeutet oft, dass nicht nur Fett abgebaut wird. Die Annahme, das wäre nur Wasser, ist falsch, wie ich bereits erwähnte. Extrem viel Gewicht rasch abzunehmen heißt, extrem viel Muskelmasse zu verlie-ren. Du musst deine Muskeln lieben! Warum?

In ihnen stecken unsere großen Wasservorräte, sie kriegen uns aus dem Bett, kümmern sich um unser Immunsystem, und sie verbrau-chen die Energie aus der heimlichen *zweiten* Tafel Schokolade! Wer sich nur für das Aussehen interessiert, möge wissen, dass weniger Muskelmasse uns weich und wabbelig macht.

In den letzten Jahren gab es viele Diäten mit massivem Gewichts-verlust. Deren Erfinder behaupteten, einiges davon wäre Wasser und könnte *einfach durch vermehrtes Trinken* ausgeglichen werden. Das ist entweder Dummheit oder Lüge. **Massiver Gewichtsverlust ist im-mer mit Muskelabbau verbunden.**

Übermaß an Bewegung

Bewegung ist großartig. Wir sind dafür geschaffen. Doch sogar der Höhlenmensch ruhte von Zeit zu Zeit. Warum? Weil unsere Ahnen echte Erfahrungen mit Erschöpfung hatten.

Muskelzellen bekommen durch den Gebrauch sehr kleine Risse. Das ist völlig normal und bis zu einem gewissen Grad kann der Körper sie leicht reparieren. Geht man darüber hinaus, läuft etwas schief. Und nicht nur Muskeln leiden durch übermäßiges Training.

Das Erste, was leidet, ist das Immunsystem, wir beginnen zu husten und zu schniefen. Das Nächste sind die Gelenke. Dann werden die verknacksten Knöchel, gezerrten Muskel, Sehnen oder Bänder eventuell zu häufig. Glaub mir, Verletzungspausen erleichtern das Dickwerden!

Und schließlich kommt die Körperchemie ins Schleudern. Männer haben weniger Testosteron, Frauen weniger Östrogen. Abgesehen davon, dass Burschen weiblicher und Mädels männlicher wirken, führt das alles zu einem krönenden Problem. Der Traurigkeit.

Körperliche Aktivität tut der Seele sehr gut, aber wenn du davon übermäßigen Gebrauch machst, kann sich der Körper nicht mehr erholen und tut alles, um zu verhindern, dass du ihm weiter schadest. Und wie geht das am leichtesten? Er macht dich deprimiert! Genau das tut die Natur.

Wie viel ist zu viel? Bei den meisten Menschen werden mehr als zwei Stunden pro Tag Probleme hervorrufen. Unsere Pläne sehen Bewegung vor, aber es geht mehr um **Timing und Kombination** mit anderen Prinzipien, nicht bloß um das Ausmaß.

Konstant schlechte Nahrungsmittelwahl

Wenn deine Nahrungsmittelauswahl bei einer Diät eingeschränkt ist, sind Schwierigkeiten vorprogrammiert. Egal, wie gut sie schmeckt, kein Mensch kann *nur* von Schokolade leben! Diätrezepte mögen interessant aussehen, aber auf einer tieferen Ebene bist du eingeschränkt.

Viele Diäten kalkulieren bewusst ein, dass wir um die Gefahren des Übergewichts wissen. Damit haben sie die perfekte Ausrede, uns dazu zu überreden, von nur wenigen Nahrungsmitteln zu leben. **Schlanker ist gesünder, aber die Basis muss stimmen.**

Die Natur möchte nicht, dass wir schwer krank werden, daher gibt sie uns Nährstoffe zur Vorbeugung. Allerdings verteilt sie sie in verschiedensten Lebensmitteln. Wenn du nur wenige davon isst, erhältst du vielleicht nicht die magische Mischung, die dich schützt.

Superkomplizierter Ablauf

Viele Diäten entstehen nach dem Grundsatz, wenn etwas nicht kompliziert aussieht, glauben die Leute nicht daran. Das ist verrückt, aber viele von uns neigen von Natur aus zu der Annahme, dass einfache Dinge nicht nützlich sein können. »Das ist wohl *etwas zu* einfach.« Also wurden die Diäten kompliziert. Dein Körper ist durch komplexe Entwürfe nicht zu beeindrucken, durch Einfachheit *aber auch nicht*. Er weiß bloß, was funktioniert und was nicht. Viele Diäten sind so kompliziert, dass du ständig daran denken musst, dass du auf Diät bist!

Dieses Buch mag anfangs komplex wirken. Sobald du aber begriffen hast, wird alles sehr einfach. Und wenn du schon einmal eine Diät gemacht hast, wird dich dieses neue Wissen die Gründe erkennen lassen, warum sie *nicht* geholfen hat.

Drogen

Okay, ich kann es nicht leugnen. Es gibt Stoffe, die die Gewichtsabnahme, den Fettabbau oder jede Art von Abnahme beschleunigen. Manche werden in den Straßen verkauft, andere sind Medikamente, eines haben sie jedoch gemeinsam, sie werden irgendwann *nicht mehr funktionieren*.

Oder sie werden dafür sorgen, dass *du* nicht mehr funktionierst. Panische Regierungen versuchten durch den Einsatz vieler solcher Wirkstoffe bereits, die Adipositas in den Griff zu bekommen, doch selbst sie wissen, dass dieses Schnellverfahren oft schiefgeht. Alle Wirkstoffe haben Nebenwirkungen.

Mit manchen Nebenwirkungen kann man nicht leben, mit anderen schon. Ich werde dich später sogar auffordern, eine Droge einzusetzen. Aber keine, die durch Schmuggel ins Land kommt. Du kannst sie im Lebensmittelgeschäft kaufen, sie ist ungefährlich und hilft.

Fast nichts essen oder erbrechen

Zeit, sich mit dem Elefanten im Raum zu beschäftigen. Das Wort mit »A« und das Wort mit »B«. **Anorexie oder Magersucht,** fast nichts essen, und **Bulimie oder Ess-Brech-Sucht,** essen und erbrechen. Sie sind häufiger, als wir merken oder zugeben. Viele Eltern und Freunde sehen darüber hinweg.

Diese Probleme treten deshalb häufig auf, weil drei gefährliche Faktoren zusammenkommen. Erstens, der Wunsch, gut auszusehen. Zweitens, der Mangel an echtem Ernährungswissen. Und drittens, der wichtigste Faktor, tiefliegende emotionale Probleme, die Menschen dazu treiben, Nahrung nicht bloß als Treibstoff oder Genuss anzusehen.

Wie das? **Bei den meisten Essgestörten wird Nahrung zu einem Alter ego.** Es wird zu einer Version ihres Ich, die sie *unter Kontrolle* haben. Wir alle hassen Chaos, und wenn wir unsere Gedanken nicht kontrollieren können, *müssen* wir etwas anderes kontrollieren.

Ich will hier nicht Anorexie und Bulimie heilen. Selbst die Idee einer solchen Heilung ist lächerlich. Betroffene brauchen Unterstützung, Verständnis und Zeit. Ein richtiges Selbstbild erfordert Zeit, man kann es nicht im Schnellverfahren finden.

Ich spreche hier über Anorexie und Bulimie, weil es einige wenige Personen gibt, die das nur machen, um besser auszusehen. Wenn du dich selbst aushungerst, wirst du letztlich sehr, sehr dünn sein. Und sehr, sehr krank.

Egal, wie aktiv du bist, dein Gehirn arbeitet immer. Es verbraucht bis zu einem Viertel der Kalorien. Auch dein Herz schlägt immer, Organe arbeiten, du gibst ein wenig Wärme ab. Auch Couchpotatoes verbrennen Kalorien.

Magersüchtige wissen ganz genau, dass weniger essen ihren Körper mager macht. Das Problem ist nur, wir sind nicht bloß darauf ausgelegt, für *Dessous* zu werben. Wir sind auch darauf ausgelegt, bei *Wer wird Millionär* und *Wipeout* zu gewinnen.

Wir sind dafür geschaffen, in vielen Dingen wirklich gut zu sein, und das erfordet viele, viele Nährstoffe. Nicht so viele, dass ein Überschuss entsteht (Fett), aber genug, um die komplizierteste Konstruktion auf diesem Planeten aufzubauen. Auf lange Sicht *muss* unsere Nährstoffliste genial sein.

Dein Körper ist bloß acht Jahre alt. Ja, deiner! Wenn du die Zellen in deinem Körper genauer untersuchst und auf ihr Alter überprüfst, wäre keine davon älter als acht Jahre. Das liegt daran, dass wir uns ständig abnützen und neu aufgebaut werden müssen.

Zellen in unserem Magen können mitunter alle drei Stunden ersetzt werden. Neue Hautzellen gibt es alle drei Wochen. Teile deiner Zähne sind nur zwei Jahre alt. Einfach ausgedrückt, wir alle befinden uns ständig auf einem Art Fließband.

Das bedeutet, wir sind – wörtlich, was wir essen. Der menschliche Körper »bittet« uns alle, in den Lebensmittelladen zu gehen und die benötigten Nährstoffe einzukaufen. Magersüchtige weigern sich, auch nur irgendetwas von dieser Liste zu kaufen, oder sie kaufen nur bestimmte Dinge.

War die Einkaufsliste für einen Kuchen, dann wirst du keinen guten Kuchen backen können. Und das passiert bei der massiven Gewichtsabnahme Magersüchtiger. Sie werden immer weniger, bestehen nur noch aus minderwertigem Zeug.

Wenn du drei Wochen schlecht isst, dann werden Zellen, die in der untersten Hautschicht entstehen, an die Oberfläche kommen und aussehen, als hätten sie unten im Grand Canyon geschlafen. Diese unterernährten Kreaturen werden sich mit schwacher, stumpfer Haut und mit Neigung zu Dehnungsstreifen zeigen.

Iss weiter schlecht und auch die langsamer wachsenden Zellen werden betroffen sein. Organe, Gehirn und schließlich deine Zähne. Vom Scheitel bis zur Sohle. *Einschließlich* Sohle. **Schlanksein durch Mangelernährung führt letztlich immer zu Problemen.**

Bei Bulimie ist das etwas anders. Manche Betroffene leiden zeitweise auch an Magersucht, haben lange Phasen, in denen sie fast nichts essen. Das heißt, sie bekommen fast alle eben besprochenen Probleme. Aber sie bekommen noch zusätzliche.

Wer an Bulimie leidet, sieht vielleicht schlank aus, ohne krank zu wirken, kann vielleicht sein Gewicht niedrig halten, ohne Verdacht zu erregen. Eine gute Schauspielerin wirkt in der Öffentlichkeit vielleicht völlig normal, abgesehen vom vielen »Händewaschen«.

Erbrechen macht jede Kalorienaufnahme rückgängig. Und es führt dadurch zu einer dramatischen Gewichtsabnahme, zumindest vorübergehend. Die Natur weiß immer ein Mittel. Erbrochenes ist extrem sauer, es zerstört rasch Zähne, aber auch die Kehle (wodurch sie anfällig für Krebs wird).

Durch sorgfältigen Einsatz von Minzpastillen und viel Wasser zur Beseitigung der Säure, lässt sich das zum Teil verbergen. Vor dem Körper kann man jedoch unmöglich etwas verbergen. Und ich meine wirklich unmöglich.

Nach und nach werden große Organe wie Haut und Magen in Mitleidenschaft gezogen und nicht mehr funktionieren. Und noch langsamer, in bislang ungeklärter Weise, hören auch die **Appetitzentren** auf zu funktionieren. Appetitzentren?

Speisen wahrnehmen, genießen, haben wollen und zum richtigen Zeitpunkt ignorieren, all das sind Dinge, die von Hirnabschnitten geregelt werden. Es sind komplexe Abschnitte, und sie stehen mit deinem allgemeinen Glücksempfinden in Verbindung. Das sind die Appetitzentren.

Sie bestimmte Prinzipien (wie dieses Buch) zu lehren, ist keine schlechte Idee, denn im modernen Leben kommen sie leicht vom Kurs ab. Durch Essen und Erbrechen verursachst du im Gehirn allerdings massive Verwirrung.

Extrem komplexe Bereiche werden neu verdrahtet, und auch der menschliche Supercomputer hat hier keinen Notfallplan. Bulimiker entwickeln auf Dauer ein eigenartiges Verhältnis zur Nahrung, das sie nicht einmal selbst erklären können.

Anorexie und Bulimie führen zu Gewichtsabnahme. Keine Frage. Doch die Gewichtsabnahme selbst ist gewöhnlich kein Problem, abgesehen davon, dass die Öffentlichkeit, die Familie oder Freunde mit dem neuen Erscheinungsbild nicht leben können.

Problematisch ist dagegen, dass der Körper aus einer stark eingeschränkten Einkaufsliste von Nährstoffen aufgebaut und unser oberstes Rechenzentrum, das Gehirn, neu verdrahtet wird. Wenn jemand das zwei Jahre oder länger betreibt, handelt er sich ernsthafte Probleme ein. Lass dir helfen. Das *kommt* wieder in Ordnung.

Menschen verfügen über eine Fähigkeit zur Besserung, die an ein Wunder grenzt. Durch unsere einzigartige Bauweise, Zelle um Zelle, haben wir die Chance für einen Neuanfang, sobald wir die Entscheidung dafür getroffen haben.

Das neue Elefantenbaby

Für die meisten Menschen sind Anorexie und Bulimie nach wie vor Privatsache. Nicht so für Menschen, die im Licht der Öffentlichkeit stehen. Das beständige Wachstum digitaler Medien, vor allem des Internets, hat deren Leben für immer verändert. Und wie alle Menschen haben auch Berühmtheiten Probleme.

Viele prominente Fälle, besonders von Schauspielerinnen und Sängerinnen, verschafften Essstörungen eine schwindelerregend große neue Bedeutung. Schockierende Bilder mit unschönen Einzelheiten werden in unser Heim und auf unser Handy geliefert.

Diese Bloßstellung sowie die allgemeine Informationsflut brachten einen neuen Babyelefanten hervor. Er heißt **Orthorexie**. Das ist ein künstliches Wort, grob gesagt aus den griechischen Wörtern für *richtig* und *Appetit*. Und die Anzahl der Betroffenen ist riesengroß.

Doch was versteht man unter einem Betroffenen? **Orthorexie ist eine ungesunde Fixierung auf Nahrungsmittel.** Manche würden vielleicht sagen, wenn du dieses Buch liest, bist *du* auch betroffen. Ich würde zustimmen, wäre dieses Buch in einem bestimmten Stil verfasst. Ist es aber nicht.

Dieses Buch liefert Fakten, und hoffentlich in benutzerfreundlicher Weise. Ich möchte Verstehen erreichen, nicht Besessenheit. Ich konnte beobachten, dass sich jede Fixierung sofort bessert, sobald man an den wahren Kern eines Themas gelangt.

Außerdem glaube ich, dass wer das hier liest, auf seinen Körper fixiert ist, nicht auf Nahrung selbst. Doch die beiden sind eng verbunden. Eine *vorübergehende* Fixierung auf deinen Körper und deine Ernährung *ist* gesund, besonders wenn sie zu einer Annäherung an die beruhigende Wahrheit führt.

Zurück zur Orthorexie. Es handelte sich immer um einen winzigen harten Kern, der sich anstatt in Einkaufszentren in Gesundheitsläden herumtrieb. Doch da Informationen nur mehr ein *Wiki* entfernt sind, wurde dieses Verhalten in herkömmliche Lebensmittelläden eingeschleppt.

In gewisser Weise hat die Zunahme der Orthorexie viele positive Veränderungen in unserer Nahrungsmittelversorgung bewirkt. Die Firmen wissen, dass Konsumenten heutzutage gut informiert sind, unter diesem Druck kamen reinere, organische und insgesamt gesündere Produkte auf den Markt.

Aber die Orthorexie hat auch eine Schattenseite. Sie betrachtet Nahrung ausschließlich als *Nomen*. Ein Ding. Treibstoff. Etwas, das gemessen, geprüft und eingesetzt wird. Und das ist schade, denn Nahrung ist wesentlich mehr.

Nahrung ist *Empfindung*, Essen ist beinahe ein Ritual. Okay, Essen im Drive-in vielleicht nicht! Ich bin aber nicht sicher, auch das kann ein netter Anlass sein. Genau das, danke, Hirn. Essen ist häufig *ein Anlass*. Und das Leben *braucht* Anlässe und alles, was damit verbunden ist.

Manche fordern bereits, die Orthorexie als Essstörung einzustufen. Ich halte das nicht für angebracht. Und ich glaube auch nicht, dass Anorexie oder Bulimie Essstörungen sind. Sie sind psychische Störungen. Nahrung ist bloß darin verwickelt.

Anorexie, Bulimie und Orthorexie sind die physischen Folgen nicht physischer Probleme. Wenn du meinst, du bist von einer der drei betroffen, brauchst du ein seelisches Check-up. Oder du siehst einmal in deinem Herzen nach. Dort warten viele ehrliche Antworten. Lass dich darauf ein. *Achte darauf.*

Mit Orthorexie fühlt man sich nicht so einsam wie mit Anorexie oder Bulimie. Das macht die Dinge in gewisser Weise schlimmer. Eine lange Fixierung ist niemals gut, weil sie wertvollen Raum im Gehirn beansprucht.

Raum, der viel lieber für Denken an Beliebiges, Lustiges und Unbeschreibliches eingesetzt werden sollte. Ich rate dir dringend, so schnell wie möglich zum Experten zu werden, allerdings ohne nach dem perfekten Wissen zu streben. Das kommt nie.

In diesem Buch kannst du dich schlaumachen, dir deinen Vorsprung holen. Aber im Ernst, starre nicht bloß auf Diät oder Aussehen, auch nicht das Aussehen anderer. Das Leben hat so viel mehr zu bieten. **Entfliehe deinem Käfig noch heute.**

Triff deine Wahl

Dieser Abschnitt beabsichtigt zweierlei. Erstens, dich in die Pläne einzuführen und wählen zu lassen, wie viel du abnehmen möchtest. Zweitens, dir zu zeigen, dass ein schnelleres Vorgehen riskant ist. Ich kritisiere nicht eine bestimmte Diät. Aber alle, die nicht dieser Meinung sind!

Rascher Fettabbau ist aufregend. Schlankbleiben auch. Dafür braucht man einen normal arbeitenden Körper und Kopf. Wenn dich irgendetwas veranlasst, das zu ignorieren, denk ehrlich an die Zukunft und sei schlau. **Sei stets »langzeitschlau«.**

Nun gut, um dir das Auswählen eines Plans leichter zu machen, sind die Optionen nicht in komplizierten Tabellen oder Diagrammen dargestellt, sondern in Sätzen. Lies sie laut, achte darauf, was sich für dich richtig anhört. Dann können wir fortfahren.

- In sechs Wochen möchte ich fünf Kilo abnehmen.
  Ich mache **WAVE**.

- In sechs Wochen möchte ich sieben Kilo abnehmen.
  Ich mache **BLAZE**.

- In sechs Wochen möchte ich neun Kilo abnehmen.
  Ich mache **QUAKE**.

- In vier Wochen möchte ich fünf Kilo abnehmen.
  Ich mache **BLAZE**.

- In vier Wochen möchte ich sieben Kilo abnehmen.
  Ich mache **QUAKE**.

- In drei Wochen möchte ich fünf Kilo abnehmen.
  Ich mache **QUAKE**.

Wenn du mehr als neun Kilo oder weniger als fünf Kilo abzunehmen hast, ist **der erste Schritt** das Allerwichtigste. Such dir deine Option. Egal, wie viel du abzunehmen hast, es kann sein, dass du irgendwann deine Ziele neu absteckst und die Stufe wechselst.

KURZ UND KNACKIG ...

OMG 6 Such dir einen Plan aus, der sich richtig anfühlt.

OMG 5 Sieben Kilo oder weniger sind in weniger als sechs Wochen zu schaffen.

OMG 4 Dein Körper wird Zelle für Zelle aufgebaut, seine Einkaufsliste ist komplex.

OMG 3 Superschnelle Gewichtsabnahme führt zu gesundheitlichen Problemen.

OMG 2 Essstörungen sind die physischen Folgen psychischer Probleme.

OMG 1 Meide alles und jeden, der dein langfristiges Glück gefährdet.

OMG ! **Wähle einen Plan und leg los, Baby!**

Wie misst man Großartigkeit?

Während du das liest, steigen Millionen Menschen in der ganzen Welt auf die oder von der Waage. Manche lehnen sich auf eine Seite, einige sind nackt, und die meisten halten den A-a-a-a-atem an!

Jeder misst gerne seine Erfolge. Das ist nur natürlich. Abgesehen von den Zahlen auf unserem Kontoauszug scheinen auch die Zahlen auf der Waage für unser Glück maßgeblich zu sein. Wenn so viel davon abhängt, dann solltest du es lieber ordentlich machen.

Kauf dir eine eigene Waage

Wenn du dir das nicht leisten kannst, fang schnell an zu sparen. Eine Waage ist großartig, wenn sie genau geht, und *nutzlos*, wenn nicht. Die einfachste Methode, die Genauigkeit zu verringern, ist der übermäßige Gebrauch. Und die einfachste Methode, sie übermäßig zu gebrauchen, ist die Verwendung durch mehrere Personen.

Wenn du bisher die Waage im Fitnessstudio benützt hast, lass das ab jetzt sein! Diese Waage wird jeden Tag vielleicht 100 Mal oder öfter verwendet. Das entspricht ein Jahr lang zwei Mal wöchentlich, aber an *einem* Tag! Das halten auch Gewerbegeräte nicht aus.

Wenn so eine Waage dann eine deutliche Gewichtsabnahme anzeigt, bist du hocherfreut. Und wenn sie ungenau ist? Wie fühlst du dich, wenn sie plötzlich eine *Tonne* mehr anzeigt?

Hier geht es um deine Gefühle, hier ist Genauigkeit gefragt.
Kauf dir eine Waage. Aber welche?

Digital

Es gibt analoge Waagen mit einer Anzeigescheibe aus Kunststoff und solche mit elektronischem Display. Analoge Waagen können sehr genau sein, der Vorteil einer Digitalwaage ist, dass sie auch kleine Gewichtsveränderungen klar anzeigen kann.

Das ist nützlich, weil der Fettabbau **an einem Tag in kleinen Etappen vor sich geht.** Diese konstanten kleinen Verbesserungen können spannend und aufbauend sein. Die besten Waagen zeigen bereits Unterschiede von 50 Gramm an.

Kauf eine bekannte Marke, die einen Ruf zu verlieren hat, wenn die Qualität nicht stimmt. Auf Schnick-Schnack kannst du verzichten. Eine Waage, die BMI und Körperfett anzeigt und *sprechen* kann, ist nicht mehr als ein Gag! Was du brauchst, ist Genauigkeit.

Runter vom roten Teppich!

In der Anleitung des Herstellers steht immer, dass eine Waage nur auf einem harten Boden verlässlich anzeigen kann. Aber ... wer liest schon die Anleitung! Anstatt keine Waagen mehr zu verkaufen, haben sie nun Waagen mit Füßen für Teppichboden herausgebracht. Nein, nein und nochmals nein!

Auf dem Teppich wird den ganzen Tag herumgetrampelt. Er verändert sich. Kein Teppichfuß der Welt kann verhindern, dass die Waage wackelt! Such dir für stabile Genauigkeit den härtesten Boden in der Wohnung und bleib immer am selben Platz. Wenn es nicht anders geht, stell dich auf die Straße!

Wann soll ich mich wiegen?

Ganz einfach. Morgens, idealerweise *nach* dem morgendlichen WC-Besuch! Auf diese Weise erhältst du verlässliche Werte. Die Uhrzeit spielt keine Rolle. Wichtig ist nur, dass keine unterschiedlichen Wassermengen deine Erfolgswahrnehmung stören. Vergiss also nicht, vorher zu *müssen*!

Im Tagesverlauf macht unser Ess- und Trinkverhalten einen riesengroßen Unterschied. Veränderte Flüssigkeitsmengen sind bloß Scheinfortschritte. Das Wasser im Körper nimmt aus unendlich vielen Gründen zu und ab, aber das ändert kaum etwas an unserem Aussehen.

Wenn wir Kohlenhydrate essen, werden sie zum Teil *in* unseren Muskeln gespeichert. Diese Speicher können sich vom Morgen bis zum Abend dramatisch vergrößern. Denn mit den Kohlenhydraten im Muskel wird die 2,4-fache Menge an Wasser gespeichert.

Du könntest also morgens mit wenigen Kohlenhydraten im Muskel aufstehen und die Menge über den Tag mühelos um etwa 400 Gramm erhöhen. Dein Gewicht wird sich nicht nur um diese Menge erhöhen, du wirst auch Wasser einlagern.

Das heißt, nur durch normales Essen und Trinken würdest du am Abend um ein Kilo schwerer sein, ohne dass sich dein Körperfettanteil auch nur im Geringsten verändert hat! **Steig also konstant am Morgen auf die Waage.**

Wie oft soll ich mich wiegen?

Nicht jeden Tag! So lautet die schnelle Antwort. Du weißt nun, wie sehr sich das Gewicht von morgens bis abends verändern kann. **Ich würde dir vorschlagen, nicht öfter als einmal pro Woche auf die Waage zu steigen.** Einmal in zwei Wochen wäre noch besser, aber das schafft keiner!

Sieben Tage sind ausreichend, um ernsthaft Energie zu verbrennen. Zusammen mit einer Waage, die kleine Gewichtsveränderungen anzeigt, ist das perfekt. Wähle den *Montagmorgen* und lass dich von der Zahl zu harter Arbeit während der Woche inspirieren.

Nackte Tatsachen

Das beständigste Kleidungsstück in deinem Besitz ist deine Haut. Bekäme ich jedes Mal einen Euro, wenn jemand zu viel wiegt und sagt, »das sind meine Jeans«, wäre ich ein reicher Mann! Schließ die Tür, zieh dich aus und ermittle Tatsachen. So sparst du dir auch Kritik.

KURZ UND KNACKIG...

OMG 6   Das Gewicht festzustellen motiviert immer noch.

OMG 5   Deine Waage sollte kleine Verbesserungen anzeigen.

OMG 4   Stell sie auf einen festen Untergrund, niemals auf Teppich.

OMG 3   Wiege dich am Morgen, um Schwankungen durch
Kohlenhydrate zu vermeiden.

OMG 2   Wiege dich nicht öfter als einmal pro Woche.

OMG 1   Stell dich nackt auf die Waage, um maximale Genauigkeit
zu erreichen.

OMG !   **Kauf dir eine eigene Waage und versteck sie!**

Frühstück oder Früh-Trick?

»Geh nicht ohne Frühstück.«

»Verzichte nie auf dein Frühstück.«

»Wer kein Frühstück isst, wird dick.«

»Das Frühstück ist die wichtigste Mahlzeit am Tag.«

»Du musst die Speicher morgens wieder füllen.«

»Ein gutes Frühstück ist die Grundlage für den ganzen Tag.«

»Wenn du frühstückst, wirst du später nicht so zulangen.«

»Iss dieses spezielle Frühstück und du nimmst ab.«

»Ohne Frühstück kannst du nicht funktionieren.«

»Sie lebt so ungesund, sie isst morgens kaum etwas.«

»Frühstück verbessert deine Konzentration.«

»Iss dein Frühstück, sofort!«

Ein Dutzend Frühstücksregeln für dich. Kommen dir einige bekannt vor? Vielleicht alle zwölf? Sie stimmen nicht!

Dieser Abschnitt ist vielleicht der wichtigste, den du lesen wirst. Unsinnige Regeln sind da, um gebrochen zu werden, auch wenn es uns Angst macht.

Ab morgen, oder wann immer du deinen Plan beginnst, möchte ich, dass du nicht mehr frühstückst. Ja, *streich* das Frühstück! Vielleicht musst du es verstecken, einem Obdachlosen schenken (oder einem nicht übergewichtigen, hungrigen Hund). Bist du neugierig? Toll, lies weiter!

Begreife, worum es hier geht, und du hast einen großen Schritt in Richtung dauerhafter Schlankheit gemacht. Die Hersteller von Cornflakes & Co würden diese Seiten gerne verbrennen, dein Kopf wird das Geschriebene kaum glauben können, und dein Magen wird sich zunächst wünschen, du hättest es nicht gelesen.

Gib mir eine Chance. Sobald du wirklich begreifst, sobald dein Körper wirklich begreift, wird das Einhalten mit jedem Tag leichter. Ein umfangreiches Kapitel, das dir helfen wird, deinen Umfang zu reduzieren! Also, warum essen wir Frühstück?

Frühstück schmeckt lecker

Aber warum erscheint es uns *so* lecker? Nun, während deiner vielen Stunden Schlaf war dein Gehirn aktiv, die ganze Nacht über, es erhielt die Körperfunktionen und organisierte Reparaturen. Diese Nachtschicht verbraucht **Energie.**

Wenn du zu Bett gehst, ist in deinem System noch ein wenig Energie vorhanden. Vielleicht befindet sich noch ein Rest von der letzten Mahlzeit in deinem Magen, in deinem Blut, im Speicher deiner Leber. Wissenschaftler bezeichnen die in der Leber gespeicherte Energie als **Glykogen.**

Eine Hauptfunktion deiner Leber besteht darin, uns einen Energieschub zu verpassen, wenn wir länger nichts gegessen haben. Sie speichert sozusagen eine Notration. Sie nimmt Glykogen, ein Fachausdruck für **gespeicherte Kohlenhydrate,** und lässt es nach und nach den Arbeitern der Nachtschicht zukommen.

Wenn du aufwachst, ist keine Energie mehr übrig. Der Bauch ist leer (also *deswegen* ist er morgens so flach!), im Blut ist nichts mehr und auch die Leber hat kaum noch Treibstoff übrig.

Das Gehirn nimmt wahr, dass die Vorräte zur Neige gehen und macht dich hungrig. Es lässt deinen Magen k-n-u-r-r-e-n! Er flippt richtig aus, weiß nicht, wo die nächste Mahlzeit herkommen wird. Also schickt er dich in die Wildnis (Küche), um etwas aufzutreiben.

Weil es eben da ist

Unsere Gene sind alt. Sie stammen aus einer Zeit, in der Nahrung nicht gesichert war. Höhlenmenschen konnten nicht auf der Stelle eine Kuh melken, einige Waffeln toasten oder eine Pizza bestellen! **Unsere Gene stammen aus einer Zeit, in der Nahrung einem Lotteriegewinn nahekam.**

Nach 2 000 000 Geburtstagen ist der menschliche Körper eigentlich noch ganz gut in Schuss. Na gut, wir gebrauchen unseren Appendix nicht mehr, und wir sprechen besser, aber im Grunde sind wir *unverändert*. Im Gegensatz zur Welt. Die hat sich *gewaltig* verändert. Das weiß der Körper nicht. Wir leben im Überfluss.

Umso mehr, wenn wir überschüssiges Körperfett haben, eine Energiequelle, die so reichhaltig ist, wie dein Einkaufswagen voller Frühstücksfutter. Wäre die Nahrungssuche nach wie vor eine Lotterie, wäre der moderne Mensch täglich Gewinner des Jackpots!

Big Business

Wenn du das nächste Mal in den Lebensmittelladen kommst, sieh dir das Regal mit den Zerealien genauer an. Es nimmt viel Raum ein, ist vollgepackt mit bunten Kartons und bietet so viel Abwechslung, dass du wohl heikel sein musst, wenn dich nichts anlacht!

Dieser Bereich eines Lebensmittelladens macht den höchsten Gewinn. Die Produkte sind billig herzustellen, der Großteil des Budgets wird für teure Werbung verwendet. Oder dafür, Prominente, die so etwas nicht essen, für die Behauptung zu bezahlen, sie täten es doch!

Die Hersteller wissen, dass sie nur eine Geschmacksrichtung oder eine Idee finden müssen, die dich morgens anspricht, und du wirst für lange Zeit treuer Kunde sein. Wie viele andere Arten von Lebensmitteln wirken so? Die einfachste Methode, Sucht entstehen zu lassen, ist der Zusatz von Zucker. Das Gehirn stürzt sich darauf.

Getreideanbau gibt es erst seit 10 000 Jahren. Für die paar Millionen Jahre davor kamen wir gut ohne zurecht. Was aßen wir damals? Sicher *keine* Zerealien. Gleich nach dem Aufwachen konnten wir gar nichts essen.

So viel zum Thema Frühstück. Es schmeckt gut, weil unser Körper am Morgen praktisch leer ist, es ist leicht erhältlich, und es wird von Molochen vermarktet. All das führt zu Millionen Frühstücks-Freaks jeden Morgen.

»Gotta Have My Bowl, Gotta Have Cereal«

Rebecca Black sang diesen Text mehr als 200 000 000 Mal auf *You-Tube*. Und natürlich isst jeder Frühstück. Haben sie also Recht? NEIN! **Popularität muss nicht unbedingt ein guter Grund sein.** Und der wichtigste Grund, *warum* wir frühstücken, ist genau genommen der wichtigste Grund, es zu vermeiden.

Bewege deinen Körper, wenn er wenig Energie zur Verfügung hat, und er wird sie sich holen müssen. Aus deinem Körperfett.

Warum? Das ist einfach. Stell dir vor, du bist ein Auto, und du brauchst Treibstoff (Kalorien) zum Fahren (Leben). Wo kannst du ihn dir holen? Nun, wie wäre es mit dem Treibstofftank? Das ist für das Auto die schnellste Möglichkeit.

Tritt das Pedal (zum Beispiel beweg dich, denk, sing!), und du hast Treibstoff zur Verfügung. Im Körper entspricht der Treibstofftank dem Blut, der Leber und dem Inneren der Muskeln. Sie enthalten all die Energie aus Nahrung und Getränken, die du zu dir genommen hast.

Wir »Autos« halten den ganzen Tag an Tankstellen und tanken. Wir essen! Wenn du das tust, füllst du jedes Mal Energie im Tank (Blut, Leber, Muskeln) nach. Und wenn diese Energie im Tank ist, warum sollte der Körper etwas anderes verwenden?

Vergiss aber nicht, dass der Motor die ganze Nacht an war. Das wären dein Gehirn und andere Organe. Diese kleinen Frechdachse waren im Dunkeln heimlich an deinem Benzin! Aber eigentlich ist das *großartig*. Du wachst beinahe ohne Treibstoff auf.

Ohne Treibstoff im Tank muss der Körper etwas Radikales tun. Wenn du darauf bestehst, eine Runde zu fahren (das heißt, dich zu bewegen!), lässt er das zu, und er treibt dich an, indem er dein Körperfett verbrennt. Der leere Treibstofftank lässt ihm keine andere Wahl.

Wenn du anfängst, das Frühstück wegzulassen, ist es schwierig. Du bist seit Jahren an das einfache Leben mit *sofort verfügbarem* Essen gewöhnt. Dein Körper hat sich daran angepasst. Wenn du ihm etwas Zeit gibst, wird er sich wieder umstellen. **Fett verbrennen wird dir dann leichter fallen.**

Bis dahin wird dein Magen öfters laut knurren! Das liegt auch an anderen Veränderungen in deiner Ernährung. Vielleicht fällt es dir schwerer, dich zu konzentrieren. Nochmals, lass deinem Körper Zeit, er wird sich anpassen und leicht seinen Fokus finden.

Aber mehr Körperfett verbrennt er ab sofort. **Das passiert nur nach langem Schlaf.** Diese seltene Gelegenheit *müssen* wir nützen. Betrachte es als eine Verschwendung von acht Stunden Vorbereitung (Schlafen), wenn du sie dir entgehen lässt.

Es gibt Fachleute – und ebenso viele Zerealienhersteller –, die behaupten, dass man ohne Frühstück insgesamt mehr isst. Das mag auf kurze Sicht stimmen. Aber auch so täuscht das über den wichtigsten Faktor hinweg.

Und dieser Faktor, den sie nicht leugnen können oder zu erwähnen wagen, ist, dass **Essen nach dem Aufstehen die Fettverbrennung zum Erliegen bringt.** *Augenblicklich.* Wenn der Körper gerade Nahrung erhält, gibt es keinen Grund für ihn, seine gespeicherten Kalorien zu verbrennen. Warum sollte er!

Wenn du einen Haufen Ernährungsfachleute bittest, die Hand zu heben, wenn sie meinen, nicht zu frühstücken wäre falsch, werden alle Hände nach oben gehen. Also? Die Wahrheit lässt sich nicht durch Händezählen ermitteln. Sie liegen falsch, und ich habe Recht. **Unsere Gene haben Recht.** Wenn du rasch Körperfett abbauen möchtest, sei mutig. **Verzichte auf das Frühstück.**

Die meisten Menschen haben schon irgendwann im Leben ein Frühstück ausgelassen. Vielleicht absichtlich, vielleicht waren sie in Eile. Und sie fühlten sich dabei furchtbar. Also kamen sie zu dem Schluss, sie *sollten* Frühstück essen.

Aber diese Situation tritt nur ein, weil wir *so* daran gewöhnt sind, morgens zu essen. Die Systeme Fettverbrennung und Laufen ohne Treibstoff sind geschwächt. Gib ihnen die Chance, wieder stärker zu werden, und sie helfen dir, schlank zu werden.

Ab morgen, oder wann immer du mit deinem Plan startest, erhältst du mehr, indem du weniger tust – du frühstückst nicht mehr. **Dein Körper ist darauf ausgelegt.** Ein grundlegender Bestandteil dieser Fähigkeit heißt gespeichertes Frühstück oder Körperfett. Fang an, davon zu leben!

Und wenn sie dich alle kritisieren, gib ihnen das zum Lesen. Lass sie Genetik, Blutchemie und Urgeschichte lernen. Nun, wenn diese Lektüre für dich ein harter Brocken war, warte erst auf das nächste Kapitel! Diese beiden zusammen setzen das Fett wirklich in Bewegung.

KURZ UND KNACKIG ...

KURZ UND KNACKIG ...

OMG 6 Du kannst kein Fett verbrennen, wenn ganz viel Energie in deinem System ist.

OMG 5 Während des nächtlichen Schlafes wird die meiste verfügbare Energie verbraucht.

OMG 4 Beim Aufwachen läufst du auf Reserve (gut).

OMG 3 Wenn du nicht frühstückst, lebst du stattdessen von Körperfett.

OMG 2 Wir frühstücken aus Gewohnheit und auf kommerziellen Druck.

OMG 1 Unser Körper ist nicht darauf ausgelegt, gleich nach dem Aufwachen zu essen.

OMG ! **Lass das Frühstück von nun an weg!**

Schlanktauchen

Die Badewanne. Wahrscheinlich ist sie für dich nur ein Ort, wo du abtauchen und deine Sorgen vergessen kannst. Nun, wenn einige deiner Sorgen darin bestehen, dass du zu dick bist oder deine Oberschenkel zum Weinen findest, dann betrachte diese als hinfällig! Wie?

Wasser absorbiert Wärme, *eine Menge* Wärme, und zwar viel rascher als Luft. Solltest du also nackt in deiner leeren Badewanne liegen, würdest du nicht nur eigenartig aussehen, sondern auch Körperwärme abgeben, wenn auch ziemlich langsam. Versuch's, es wird ziemlich langweilig!

Füll die Badewanne nun mit Wasser, das Lufttemperatur hat. Wenn du im Wasser sitzt, gibt der Körper die Wärme etwa 25 Mal schneller ab als in der leeren Wanne. 25 Mal! Okay, jetzt denkst du vermutlich, »25 Mal, gut. Und was ist daran so toll?«!

Wenn du etwas isst, wird ein Teil der Kalorien dem Gehirn zur Verfügung gestellt, ein Teil den Muskeln und der Körperfunktion allgemein. Aber Nahrungsenergie dient auch als Brennstoff für die Erhaltung der Körpertemperatur. Wenn du es warm hast, ist dafür nicht viel nötig.

Je kälter dir wird, desto mehr kurbelt dein Körper die Wärmeerzeugung an, um dich warm zu halten. Dabei geht etwas Wärme über die Haut verloren. **Wenn du Wärme verlierst, verlierst du Energie. Diese Energie muss irgendwo herkommen.**

Und all das haben wir einer eigenartigen Art von Gewebe zu verdanken, dem sogenannten BAT-Fett. BAT steht für **Brown Adipose Tissue (»braunes Fettgewebe«)**, für alle, die im Quiz brillieren wollen. BAT klingt zwar wie Fett, ist aber ein besonderes Gewebe, das Kalorien verbraucht, indem es sie als Wärme *abgibt*.

Bisher ging man davon aus, dass nur Säuglinge BAT-Fett aufweisen und dass es verschwindet, wenn sie größer werden. Stimmt nicht. Vor allem in kälteren Ländern weisen die Menschen auch später noch braunes Fettgewebe auf, und auch du kannst deines fördern. Zeit, zum *Batgirl* zu werden!

Das Tolle an Kälte ist, dass sie deinen Stoffwechsel (also die Kalorienverbrennung) beschleunigt, und zwar *für den ganzen Tag*. Der wichtigste Faktor für die »Entschleunigung« des Stoffwechsels ist Schlaf. Diese Auszeit im Schlaf ist wichtig. Ohne sie würden wir bald zusammenbrechen.

Am besten ist es daher, den Stoffwechsel so früh wie möglich anzukurbeln, das heißt, wenn du aufwachst. Auf diese Weise wird der Stoffwechsel für zwölf bis 15 Stunden angekurbelt. Das macht dich für den ganzen Tag zu einer aktiveren Person!

Wird diese Methode mit dem Verzicht auf Frühstück und noch etwas (nächstes Kapitel) kombiniert, geht so ein Ruck durch das System, dass auch die hartnäckigsten Fettpolster sich aufzulösen beginnen. **Es erfordert ein großes Maß an mentaler Stärke.**

Es ist auch mit **Risiken** verbunden. Wenn du dich in kaltes Wasser setzt, versucht der Körper, sein Inneres, also das, was dich am Leben erhält, zu schützen. Deswegen strömt sehr rasch Blut dorthin, und der Blutdruck steigt ein wenig.

Die rasche Temperaturänderung zwingt auch das Herz zu höherer Leistung. **Wenn bereits Probleme mit dem Herzen, hohem Blutdruck oder Diabetes bestehen, ist das Okay deines Arztes unerlässlich.** Sterben ist falsches OMG.

Auch wenn du gesund bist, ist es *extrem* wichtig, dass du nicht radikaler vorgehst, als die Richtlinien vorsehen. Frieren hilft nur bis zu einem bestimmten Punkt. Darüber hinaus besteht die Gefahr einer **Unterkühlung.** Das heißt, der Körper kühlt *gefährlich* aus.

Du brauchst nun ein paar Dinge. Idealerweise all diese:

- eine Badewanne

- ein Plastik- oder Wannenthermometer

- eine Bademotte

- eine Stoppuhr (oder Handy, Eieruhr ...)

- Kleidung für danach

- Mut (viel!)

Wichtig ist: Das Wasser muss so kalt sein, dass es etwas bewirkt, aber nicht so kalt, dass dir übel wird oder du Angst davor hast. Thermometer bekommt man zum Beispiel in der Geschirrabteilung oder im Drogeriemarkt in der Babyabteilung. Nimm eines aus Kunststoff. Es gibt auch Wannenthermometer mit eingebautem Timer.

Nun, wie kalt ist kalt? Ein warmes Bad hat zwischen 36 und 38 Grad Celsius. **Dein Wasser sollte zwischen 20 und 15 Grad haben.** Das *Kältegefühl* hängt davon ab, wie viel Körperfett du hast und wo es sich befindet.

In ein kaltes Bad zu hüpfen, ist keine gute Idee. Sehr wahrscheinlich springst du auch gleich wieder heraus! Auch wenn nicht, ist es besser, den Körper langsam daran zu gewöhnen. Halte eine Woche durch, dann bleibst du wahrscheinlich dabei.

Ziel ist, ein tägliches Bad von bis zu 15 Minuten. Das reicht aus, sodass der Körper reagiert und den Stoffwechsel für Stunden anregt. Längere Zeiten sind *nicht* erforderlich. Das kann gefährlich sein. Und es ist eindeutig langweilig!

Auch wenn uns das Äußerliche wichtig ist, hängt das Glück unseres Körpers vom Inneren ab. Damit sich innen drinnen nichts verändert, leitet der Körper, sobald er extreme Kälte wahrnimmt, Blut von außen nach innen um, wo es benötigt wird. Vielleicht wirst du blass. **(Wenn du jemals blau wirst, brich sofort ab.)**

Ade ihr verflixten Oberschenkel

Kalte Bäder haben eine ungewöhnliche Wirkung auf den weiblichen Unterkörper. Fett mag zwar überall gleich aussehen, ist es aber nicht. An manchen Stellen, besonders an den Beinen, ist das Fett chemisch hartnäckig. Beim Abbau hilft chemische Stimulation.

Wir wissen nicht genau, warum, auch Forschungsergebnisse gibt es nur wenig. Vielleicht liegt es daran, dass Frauen Kinder bekommen – die Fettspeicher an den Beinen bleiben erhalten für den Fall, dass die Kalorien später benötigt werden.

Damit das hartnäckige Fett mitspielt, müssen wir es mit Neurotransmittern und Hormonen bearbeiten, Substanzen, die die Zellen *ansprechen* und *anregen*. Wichtig sind hier **Adrenalin** (oder **Epine-phrin**) und das verwandte **Noradrenalin** (oder **Norepinephrin**).

Kalte Bäder fördern beide. Auch wenn du keine Möglichkeit für ein kaltes Vollbad hast, lohnt es sich, die Beine zu kühlen. Die Beine weisen viele Kälterezeptoren auf, daher hilft es schon, sie der Kälte auszusetzen. Richtiges Schlanktauchen ist natürlich wirkungsvoller.

Ein kaltes Bad – richtig gemacht

Sofort voll einzutauchen wäre für den Körper ein Schock, es könnte dir vorübergehend den Atem nehmen. Hier geht es nicht um Selbstbestrafung, wir wollen also langsam und erträglich vorgehen. Angenehm wäre gelogen!

Thermometer, Timer und Bademappe sind wichtig. Das eine verhindert, dass das Wasser zu kalt ist, das andere, dass du zu lange in der Wanne bleibst, und die Matte, dass du nicht ausrutschst, wenn du dich etwas wackelig fühlst. Besorg dir alle drei.

Auf die Plätze

Badewasser einlassen! Das dauert etwa sechs bis zehn Minuten. Das Wasser sollte bis zum Nabel reichen, wenn du aufrecht in der Wanne sitzt, die Beine vor dir ausgestreckt. Wo ist die Bademappe? Rein damit!

Fertig

Die Wassertemperatur muss passen. Anfangs hast du keine Ahnung, was zu kalt oder zu warm ist, wenn du kein Thermometer verwendest. Es muss nicht ganz genau stimmen, aber **achte darauf, dass es nicht zu kalt ist.**

Ist es zu kalt, gib ein wenig warmes Wasser dazu und verteile es gut, dann prüfe nochmals. Wenn es zu warm ist und du ohnehin schon reines Kaltwasser verwendest, wird es schwierig. Ich weiß, was du jetzt denkst. Eiswürfel!

Sportler wenden Eisbäder etwa zwei Minuten lang an, um schwere Muskelschäden zu lindern. Eiswürfel sind mühsam. Du musst sie herstellen oder kaufen, transportieren und warten, bis sie die Wassertemperatur verändern. Superlangweilig!

Nur wer in einem sehr warmen Klima lebt, hat nicht ausreichend kaltes Wasser zur Verfügung. Ich möchte das hier nicht unnötig kompliziert machen. **Wasser hilft dir immer, im Vergleich zur selben Lufttemperatur, Kalorien rasch abzubauen.** Mach das Beste aus dem, was du hast.

Bleib dran!

Eieruhr, Digitaluhr, Armbanduhr oder Handy – kannst du alles verwenden. Der Alarm sollte laut genug sein. Draußen im Meer verliert man leicht das Zeitgefühl! Stelle den Timer so auf, dass du ihn sehen kannst.

Los

Setz einen Fuß nach dem anderen in die Wanne (nicht beidfüßig hineinspringen!). Starte den Timer und steh still. Nun denkst du, »meint Venice das ernst?« Ja! Nun komm schon, nicht kneifen. Wir flogen zum Mond und zurück (zugegeben, in einem warmen Raumanzug).

Ihr alle, *Waver*, *Blazer* und *Quaker*, macht dasselbe Aufwärmen (ich kann doch nicht »Aufkühlen« sagen!). Das heißt, ihr alle steht zwei Minuten still. Heb einen Fuß eine Sekunde hoch, und er fühlt sich heiß an. Stell ihn zurück!

Ich spüre meine Beine nicht

Während die zwei Minuten vergehen, bereite dich geistig vor. Du wirst dich in die Wanne setzen. Wenn du dich langsam hinsetzt, wie ein alter Mann mit Rückenbeschwerden, schreckt dich der Kälteschock an deinem Hinterteil vielleicht ab! Setz dich rasch hin, wie ein Kind bei der »Reise nach Jerusalem«.

Der erste Kälteschock ist in wenigen Sekunden vorüber. Dann kommen die Wasserwellen, die du verursacht hast! Ich sagte, *rasch* hinsetzen, nicht *abtauchen*! Wenn das Wasser nun über deine Oberschenkel und bis zu deinem Unterbauch schwappt, steigt die Versuchung aufzugeben. Bleib dran!

Zurücklegen und an OMG denken

Einige von euch werden diesen nächsten Schritt nicht durchmachen, weil es nicht Teil ihres Plans ist, oder weil sie nicht dazu bereit sind (oder Angst davor haben). Wenn du kerngesund und gut vorbereitet bist, besteht kein Grund zur Sorge.

Deine Beine sind nun schon fast fünf Minuten im Wasser. Manche werden sagen, »kann ich nicht einfach dabei bleiben?« Ich werde dich natürlich zu nichts zwingen. Aber, wie gesagt, es hat seine Vorteile, wenn du dazu bereit bist.

Wenn die fünf Minuten um sind, *lehne* dich zurück. Das Tempo ist wichtig. Mach das nicht zu schnell (wie Hinsetzen bei der »Reise nach Jerusalem«), sonst stößt du dir den Kopf an oder produzierst so viele Wellen, dass der Kälteschock Ewigkeiten anhält.

Du musst dich mit mittlerer Geschwindigkeit zurücklehnen. **Das erfordert Härte.** In *diesem* Moment wirst du merken, wie viel mehr deine Beine aushalten, und verstehen, warum sie heftig stimuliert werden müssen, damit der Fettabbau einsetzt.

Sei stark. Wie beim ersten Hinsetzen nimmt der Kälteschock ab, wenn der Körper seine Schutzmechanismen anwirft. Im Oberkörper dauert das etwas länger, ganz viele Kälterezeptoren brüllen: »Steig sofort raus!«

Nach etwa 30 Sekunden geht das Kältegefühl ein wenig zurück. Es wird stärker, wenn sich das Wasser bewegt und über deinen Körper schwappt. Das Wasser nahe deiner Haut ist bereits wärmer. Neues Wasser ist noch kalt, und du *wirst* den Unterschied spüren!

Je nach Größe der Wanne und Körpergröße bist du nun entweder ganz unter Wasser oder deine Knie ragen heraus. Tauch die Rückseite deines Kopfes ein. Den Großteil des Nackens, ein wenig Kopf. Macht nichts, wenn die Haare nass werden!

Bist du zu groß für die Wanne, musst du eine Lösung finden. Verändere deine Position so, dass überall ein wenig Kälteschock hinkommt. Anfangs wirst du versuchen, dich möglichst nicht zu bewegen, aber nach einer Weile wird dir die Kälte guttun!

Du wirst merken, dass jede Bewegung der Arme das Wasser um sie und an ihnen hochschießen lässt, das Kältechaos sich an neue Stellen ausbreitet! **Schließlich wird dein Körper das Wasser so erwärmt haben, dass es sich nicht mehr kalt anfühlt.**

Wenn du klug bist und ein Thermometer verwendest, wirst du feststellen, dass die Temperatur beim Heraussteigen um mindestens zwei Grad höher ist als beim Hineinsteigen. Was das Heraussteigen betrifft, dieses komische Gefühl überfällt jeden.

Es ist ein Gefühl der Wärme, denn der Körper hat die Wärmeproduktion im Körperinneren angekurbelt, gibt aber weiterhin über die Haut etwas Wärme ab. Wenn du noch frierst und zitterst, bleib *ruhig*. Konzentriere dich darauf, vorsichtig aus der Wanne zu steigen. Vielleicht bist du ein wenig wackelig.

Zieh dir etwas Leichtes über oder kleide dich an, wenn du gleich darauf etwas vorhast. Hör gut zu. **Nimm unmittelbar nach einer Kaltwasseranwendung kein warmes Bad/keine warme Dusche. Das belastet den Körper über Gebühr, du könntest ohnmächtig werden.**

Zieh dich an und geh herum, aber halte dich vom Warmwasserhahn fern. Einige Stunden später macht das natürlich nichts mehr aus. Ich sage nicht, dass du dir nie wieder die Hände waschen darfst!

Für die Neugierigen: Heißes Wasser macht nicht die Wirkung des kalten zunichte. Es schmerzt einfach.

Kalte Bäder regen die Adrenalin- und Noradrenalinproduktion (oder Epinephrin und Norepinephrin) kräftig an. Sie stimulieren dein **Zentralnervensystem.** Wenn du abends ein kaltes Bad nimmst, könnten diese Substanzen dich am Einschlafen hindern.

Bei Mädchen kann es sich während der Monatsblutung anders anfühlen, auch wenn du gesünder wirst, ist das ein neues Gefühl. Auch die Temperatur an deinem Wohnort und in deinem Badezimmer beeinflusst das Empfinden. **Sei wachsam,** *verändere,* was du für nötig hältst. Du bist der Boss, auch wenn du nackt bist!

Dieser Abschnitt mag kompliziert klingen, aber nach einigen Versuchen ist das ziemlich einfach. Entscheidend ist, dass du auf der sicheren Seite bleibst und ohne Angst an die Methode herangehst. Der Versuch ist wichtig.

Und wenn du es wirklich nicht aushältst

Wie bereits gesagt, **du darfst dich niemals zu etwas gezwungen fühlen.** Wenn es zu kalt ist oder die Vorstellung schon Ängste auslöst, gib nicht gleich den *ganzen* Plan auf. Der erste Schritt ist ein warmes Bad, das ein wenig kühler ist, als du gewöhnlich bevorzugst.

Auch das hilft, da **Wasser immer rasch Körperwärme aufnimmt und so die Kalorienverbrennung ankurbelt.** Wenn du nicht einmal das erträgst, warte auf wärmeres Wetter und versuch es nochmals. Halte dich inzwischen **an den Rest des Plans.**

Bürste deine Tränen fort

Vielleicht möchtest du dich während des Bades durch Musik oder Radiohören ablenken. Vielleicht möchtest du es um eine **Bürstenmassage** ergänzen. Unser Körper verfügt über einen zweiten Transportkanal, das sogenannte **Lymphsystem**.

Dieses System transportiert Nährstoffe durch den Körper. Kalte Bäder regen die Zirkulation bereits an, Bürstenmassagen verstärken sie noch mehr. Forschungen sind zwar selten und schwierig, ergeben aber in vielen Fällen, dass Bürstenmassagen den Oberschenkeln wirklich helfen.

Und mit Helfen meine ich, sie machen sie glatter und *können* auch eine Besserung beim beklagenswerten Problem Cellulite bringen. Das ist ein ganz anderes Thema, aber erwähnenswert. Dafür brauchst du eine Körperbürste, **gebürstet wird immer *zum* Herzen**.

Praktisch betrachtet kannst du deine Unterschenkel nicht erreichen, denn dafür müsstest du sie aus dem Wasser heben. Aber du kannst vorsichtig von den Knien aufwärts bürsten, die Oberschenkel entlang, zur Taille und weiter bis zum Herzen.

Du kannst auch deine Arme bürsten. Beginne an den Handgelenken, bürste zum Ellbogen hin, den Oberarm entlang, über die Schulter und leicht über die Brust. Massiere sanft. Bürste gleichmäßig und in einem angenehmen Rhythmus.

Maximale Ziele

WAVE zwei Minuten stehend
acht Minuten sitzend

BLAZE zwei Minuten stehend
drei Minuten sitzend
fünf Minuten zurückgelehnt

QUAKE zwei Minuten stehend
drei Minuten sitzend
zehn Minuten zurückgelehnt

Richtige Wassertemperatur (für alle)

- Woche 1 – strebe etwa 20 Grad Celsius an

- Woche 2 – strebe etwa 19 Grad Celsius an

- Woche 3 – strebe etwa 18 Grad Celsius an

- Woche 4 – strebe etwa 17 Grad Celsius an

- Woche 5 – strebe etwa 16 Grad Celsius an

- Woche 6 – strebe etwa 15 Grad Celsius an

Denk 15/15

- **Nimm KEIN Bad mit weniger als 15 Grad Celsius**

- **Bleib NICHT länger als 15 Minuten in einem kalten Bad**

Duschen

Und was ist, wenn du keine Badewanne hast? Grund zum Feiern? Natürlich nicht! Wenn du tapfer genug bist und mit diesen Schlanktauchern Schritt halten willst, gibt es nur eine Möglichkeit: die Dusche. Und vergiss nicht, auch wenn du weder Dusche noch Bad hast, ist nicht alles verloren. Alles, was ein Kältegefühl hervorruft, zum Beispiel zu Hause Thermostat zurückdrehen (oder einfach nackt herumlaufen), wird wahrscheinlich helfen.

Zugegeben, das hört sich nicht so toll an! Du sollst nur wissen, dass der »Kältezauber« nicht bloß jenen zur Verfügung steht, die ein gut ausgestattetes Heim haben. Wenn dir einfach nichts cool genug ist, bleib dennoch cool und tu, was du kannst.

Bevor wir weitermachen, denk dran, alles, was du über Baden gelesen hast (ich hoffe, du hast es gelesen, auch wenn du keine Wanne hast), gilt auch für Duschen. **Frag zunächst deinen Arzt und behalte deine Sicherheit stets im Auge.**

Duschen erfordert eine andere Methode als Baden. Ein einfacher Grund ist, dass du, wenn etwas schiefläuft, leicht heraussteigen kannst! Ich würde dir dennoch ein Thermometer empfehlen (zumindest einmal), eine Stoppuhr und eine Duschmatte, damit du nicht ausrutschst.

Aller Anfang ist heiß

Beginne mit deiner *normalen* Duschtemperatur, Stoppuhr in der Hand (oder in Reichweite). Bleibe eine Minute bei dieser Temperatur. Langweilig, stimmt! Wenn du schlau bist, wäschst du dir in dieser Minute dein Haar (nur für Männer – wir *wissen*, dass ihr dafür den ganzen Abend braucht, Mädels!).

Chillen

Stell den Thermostat nach der Minute *etwas* kühler. Halte dein Thermometer für zehn Sekunden nahe an den Duschkopf (während deine Unterarme über die Kälte jammern). Prüfe die Temperatur.

Deine Dusche hat *anfangs* vermutlich zwischen 30 und 38 Grad Celsius, je nach Vorliebe. **Dein Ziel ist, die Temperatur allmählich abzusenken, einmal pro Minute, bis sie knapp unter 20 Grad Celsius liegt.**

Das ist mühsam, ich weiß! In der Praxis dauert es etwa fünf Minuten, das heißt, du musst die Temperatur fünf Mal verstellen, um an die 20 Grad Celsius zu kommen. **Es kann länger oder weniger lang dauern, egal, wichtig ist, dass du langsam vorgehst.**

Manche werden sich vielleicht fragen, »was heißt *etwas kühler*?«. Nun, ich war noch nie unter deiner Dusche, kann das also schwer sagen. Du wirst deinen sagenhaften Hausverstand einsetzen und es selbst herausfinden müssen. Beschäftige dich ein wenig mit der richtigen Einstellung, während du *außerhalb* der Dusche stehst.

Haben wir es bald?

Sobald du nahe 20 Grad Celsius bist, reduziere die Temperatur nicht weiter. In einem kalten Bad kann man unter diese Temperatur gehen, aber Duschen kann die Körpertemperatur, je nach Größe der Wassertropfen, *sehr* schnell senken. **Vergiss das nicht.**

Ich würde dir nun raten, *maximal* drei Minuten in diesem kühlen Wasserstrahl zu bleiben. Ich weiß, das klingt nach Nichts. Warte nur, bis du es versuchst! Und ich würde nicht gleich mit drei Minuten beginnen. **Nimm dir eine Woche bis zehn Tage Zeit, um dich *langsam* auf drei Minuten zu steigern – bewältige erst einmal 30 Sekunden.**

Die Richtlinien für das Bad gelten auch hier, vielleicht noch mehr. **Wärme dich nicht durch eine warme Dusche auf** – das ist besonders gefährlich und kann rapide zu einer Ohnmacht führen. **Es ist *viel* sicherer,** aus der Dusche zu steigen (jederzeit, wenn nötig) und dich in einen Bademantel zu packen oder anzukleiden.

Das Ganze sofort zu wiederholen, ist eine schlechte Idee, weil rapide Veränderungen der Oberflächentemperatur das Gehirn durcheinanderbringen und den Blutfluss wie Flutwellen schwanken lassen. **Ein zweiter Durchlauf, etwa acht Stunden später (das heißt am frühen Abend), ist ungefährlich,** wenn du das wirklich möchtest.

KURZ UND KNACKIG ...

OMG 6   Bade nur kalt, wenn du bei guter Gesundheit bist.

OMG 5   Kaltes Wasser entzieht uns Wärme und steigert die Kalorienverbrennung.

OMG 4   Halte dich an die Anleitung und passe deinen Körper langsam an.

OMG 3   Nimm kein Bad mit weniger als 15 Grad Celsius.

OMG 2   Bleib nicht länger als 15 Minuten in einem kalten Bad.

OMG 1   Wenn du kalte Bäder nicht verträgst, gib nicht gleich alles auf.

OMG !   **Besorg dir heute Badematte, Thermometer und Timer!**

Schwarzes Gold

Nun begreifst du, warum ein kaltes Bad dir hilft, den ganzen Tag über mehr Kalorien zu verbrennen. Im nachfolgenden Kapitel wirst du erfahren, wie du die Wirkung dieses Bades maximal ausnützen kannst, indem du dich bewegst. Aber vorher ist noch Zeit für ein schnelles Getränk!

Kaffee. Fein? Igitt? Was Erwachsene trinken? Na und, wir wollen doch nur Fett verbrennen! Und dabei kann Kaffee helfen. Der natürliche und billige Zaubertrank der Natur. Wenn du ihn in der *richtigen* Weise und zur *richtigen* Zeit anwendest, hilft er *wirklich*.

Das Geheimnis ist **Koffein**. Genau, nichts anderes. Koffein regt das Zentralnervensystem an (wie kalte Bäder), das, was die meisten deiner Bewegungen und die elektrische Aktivität steuert. Wenn du ihn auf nüchternen Magen trinkst, hält er deinen Körper an, Fett viel rascher zu verbrennen. Wie?

Koffein öffnet die Fettzellen und lässt sie Fett in die Blutbahn abgeben. Von dort kann das Fett zu deinen Muskeln transportiert werden. Sobald es bei den Muskeln angelangt ist, verwenden diese den flüssigen fettigen Treibstoff zur Energiegewinnung. Du wirst schlanker!

Wenn du Koffein aufnimmst und das zusätzlich zirkulierende Fett *nicht* verbrauchst, schaffst du dir Probleme. Das unverbrauchte Fett reagiert letztlich mit Sauerstoff und bildet »Rost« in den Arterien. Das hasst dein Herz.

Doch kombiniere Kaffee mit körperlicher Betätigung, und du bewirkst das Gegenteil. Du leerst Fett beutelweise aus und verbrennst das Zeug! Die Wirkung des Koffeins hält fünf bis sechs Stunden an. Das ist ein Drittel deiner Wachzeit.

Wird das Koffein früh am Tag konsumiert, hat es reichlich Zeit, seine stimulierende Wirkung auf das Gehirn zu verlieren. Manche Menschen scheiden es rasch aus, andere langsam. Wenn du es nicht nach 16:00 Uhr aufnimmst, wird es deinen Schlaf nicht stören.

Die beste Form von Koffein sind Flüssigkeiten. Flüssigkeiten nimmt der Körper rascher auf als Festes und auch rascher als Pillen. Das ist ideal, weil wir länger in den Genuss seiner Wirkung kommen.

Am verlässlichsten findet sich Koffein in einer **Tasse Kaffee.** Es ist auch in Tee enthalten, aber in geringerer Konzentration. Um auf eine geeignete Menge zu kommen, müsstest du viele Tassen trinken, dabei würdest du mehr Wasser zu dir nehmen als ein durstiges Kamel!

Weil Koffein wohlbekannt ist, dass es uns aktiv hält, planst du vielleicht schon, es aus anderen Quellen zu erhalten. Augenblick. Koffeinhaltige Getränke, die dir mehr Energie verleihen, eignen sich nicht zur Förderung der Fettverbrennung. Warum?

Du brauchst zwar das Koffein, aber nicht den Zucker oder den künstlichen Süßstoff. Du weißt, solange Treibstoff im Tank ist, verbrennt der Körper *kein* Körperfett. Das heißt also purer Kaffee. Igitt hin oder her!

Ohne Zucker, ohne Milch. Beide würden deinem Körper signalisieren, dass Nahrung im Anzug ist. Dann würde das Hormon **Insulin** ausgeschüttet, das »gelieferte Nahrung« entgegennimmt und im Lager verstaut (deinen Fett- und Muskelzellen).

Wenn Nahrung *hereinkommt,* weiß dein Körper, dass er keine Nahrung (Körperfett) *freigeben* muss. Er denkt, »Kalorien treffen ein, dann sparen wir die gespeicherten für schlechte Zeiten«. Einleuchtend, aber ärgerlich!

Also, schwarzer Kaffee muss es sein. Künstliche Süßstoffe sind kalorienfrei, aber auch deren künstliche Süße vermittelt den Geschmacksknospen den Eindruck, dass Nahrung unterwegs ist. Die Meldung ergeht an das Gehirn, das die Insulinausschüttung erhöht, deine Fettzellen haben Siesta! **Meide alle Süßungsmittel.**

Schwarzer Kaffee mag nicht dein liebstes Getränk sein, heiß schmeckt er dir vielleicht noch weniger. Du könntest ihn zubereiten, während das Badewasser einläuft, dann hat er Zeit zum Abkühlen. Wenn du aus der Wanne steigst, tut dir die Wärme vielleicht sogar gut!

Wenn du den Geschmack von Kaffee wirklich nicht erträgst, kaufe Koffeinpillen. Sie lösen sich langsamer auf als flüssiger Kaffee (Kapseln rascher als Tabletten), aber zumindest weißt du ganz genau, wie viel Koffein du zu dir nimmst.

Eine Tasse Kaffee enthält etwa 100 Milligramm (mg) Koffein, Filterkaffee ist etwas stärker als Instant. Nur zum Vergleich, eine Tasse Tee enthält 40 mg, eine Dose Cola ebenso viel und ein Energy-Drink meist etwa 80 mg.

Eine Koffeinpille könnte 200 mg enthalten. **Nimm jeden Morgen bis zu 200 mg Koffein zu dir.** Noch mehr würde dich häufig zur Toilette laufen lassen, vielleicht auch zittrig machen. Sehr hohe Dosen führen zu Schlafstörungen und Herzrhythmusstörungen (nicht günstig).

Die Kombination aus Frühstücksverzicht, kaltem Bad und Koffeinschub ist sehr wirkungsvoll. Wenn du auf diese Methoden noch jene aus dem nächsten Abschnitt folgen lässt, wirst du rascher Fett verbrennen als je zuvor. Das klingt kompliziert, man findet aber leicht hinein.

Kaffee gibt es zwar schon sehr lange, das bedeutet aber nicht, dass er nicht die Fettverbrennung erhöht. Es kommt einfach auf den *Zeitpunkt* an. Die meisten Menschen setzen Kaffee nicht als Droge ein. Sie trinken ihn, bewegen sich aber nicht.

Mit Milch und Zucker oder Süßstoff, plus ein Feingebäck oder drei, verwandelt sich Kaffee in eine nutzlose Droge! Chemisch gesehen ist er eine gespaltene Persönlichkeit, *Jekyll und Hyde*. Daher blieb er bisher unentdeckt zur Förderung der Fettverbrennung.

KURZ UND KNACKIG ...

OMG 6 Koffein regt das Zentralnervensystem an.

OMG 5 Das lässt dich mehr Körperfett zur Energiegewinnung verbrennen.

OMG 4 Eine Tasse Kaffee ist die einfachste Art, Koffein zu sich zu nehmen.

OMG 3 Koffein hilft nicht, wenn es mit Kalorien kombiniert wird.

OMG 2 Wenn du schwarzen Kaffee hasst, nimm Koffeinpillen.

OMG 1 Nimm morgens bis zu 200 mg Koffein zu dir.

OMG ! **Koffein hilft, also setze es morgens richtig ein!**

Sportliche Annäherungsversuche

Sport ist *so typisch* 2011! Für viele Menschen hat das Wort mit »S« einen üblen Beigeschmack, manchmal ist nicht schwer zu erkennen, warum. Wir lernen den Sport in der Schule kennen, wo er meist eine ernste, langweilige Angelegenheit ist, mitunter sogar zur Bestrafung eingesetzt wird!

Vergiss all das. Auch dein Körper hat für »Sport« nicht allzu viel übrig. Dein Körper bewegt sich gerne. Wissenschaftler, die »natürlich schlanke« Personen und ihre alltäglichen körperlichen Gewohnheiten sorgfältig studierten, wissen das seit langem.

Sie beobachteten, dass jene, die sich am meisten bewegten, die schlanksten waren. Wer sich kaum bewegte, war tendenziell dicker. Natürlich ist das nur ein Element, aber ein wichtiges. Die Wissenschaftler beschrieben ihre Entdeckung als »Fidget Factor« (Unruhefaktor).

Offensichtlich kam dieser eigenartige Ausdruck in der Öffentlichkeit nicht wirklich an. Also entschieden sich die Fachleute in den letzten 20 Jahren, eingedenk der Tatsache, dass das Wort mit »S« Ängste hervorrief, für eine scheinbar eher ansprechende Bezeichnung: Aktivität.

Aktivität? Wissenschaftler sind offenbar besser im Entdecken als im Erklären! Das ist vielleicht sogar noch schlimmer als »Sport«, weil es den meisten von uns nicht einmal sagt, was sie tun sollen. Überlassen wir die »Aktivität« den Kindergärten und allem, was dort gemacht wird.

Ich werde etwas anderes vorschlagen, und ich verspreche euch, es wird nicht abschreckend klingen. Dieses Wort steht tatsächlich für das, was die Wissenschaftler entdeckten, es vereinfacht das einzig Wichtige, was wir uns merken müssen: **Bewegung.**

Vielleicht denkst du jetzt, »ist das alles?«. Jaaa! Lach nicht, weil es einfach ist, die Einfachheit ist das Schöne daran. Die Wirtschaft verkauft dir gerne kompliziertes Zeug. Kompliziertes klingt nach Zauberformel. **Dein Körper fällt nicht auf Diät-Aberglauben rein.**

Er glaubt dies hier. Jedes Mal, wenn er einen Muskel bewegen muss, und wenn es nur zum Blinzeln ist, wird Energie aufgewendet. Keine Sorge, ich werde dir nicht vorschlagen, dich schlank zu blinzeln, denn damit würdest du wohl die falsche Art von OMG-Reaktion erzielen!

Bewegung erfordert Energie, und das ist buchstäblich alles, was dein Körper weiß. Diese Energie kann von Kalorien aus neuer Nahrung (zum Beispiel aus Kühlschrank, Supermarkt, Fastfood-Restaurant) stammen oder von Kalorien aus alter Nahrung (zum Beispiel Oberschenkelfett, Pofett, *jedes* Körperfett!).

Solltest du diesen Text als E-Book lesen, denk an das Gerät, das du verwendest. Irgendwann geht ihm der Strom aus, und du musst ein Kabel anschließen und das Ding laden. Bewegung ist unsere Art, die Batterien (Kalorien) absichtlich aufzubrauchen. Es ist Teil eines natürlichen Vorgangs.

Nicht? Okay, denk an das Beispiel mit dem Auto und dem Treibstoff. Auftanken an der Tankstelle entsprach der Nahrungsaufnahme. Und Blut, Leber und Muskeln waren wie der Treibstofftank des Autos, sie enthielten Energie aus neuer Nahrung.

Aber das ist noch nicht alles. Gespeichertes Körperfett ist wie ein verborgener Ersatztank. Nun, Körperfett ist selten verborgen! Und dieser Notfalltank enthält in Wahrheit mehr Treibstoff als alles andere zusammen. Jedes Kilogramm Körperfett enthält 7000 Kalorien.

Siebentausend? 7–0–0–0. Sagte ich nicht bereits, der Körper ist auf eine schwierige Nahrungssuche eingestellt! Nun kannst du abschätzen, wie wichtig es ist, dafür zu sorgen, dass dieser gespeicherte Energievorrat aufgebraucht wird (z.B. Frühstück ist für Warmduscher)!

Was ist also die beste Methode, diesen Riesenvorrat anzuzapfen? Alles, was dich in Bewegung bringt! Rede ich Quatsch? Nein! Das ist nur eine der vier Grundideen, über die du nachdenken solltest. Sie werden dir die Entscheidung erleichtern, welche Art von Bewegung gut für dich ist.

1 – Bewegen ist Abbauen

Wenn dein Körper sich bewegt, ist er glücklich. Und er hat keine Ahnung, wo du bist, wenn du dich bewegst. Ob du durch die Straßen läufst oder im Fitnessstudio läufst, macht für deinen Körper keinen Unterschied. Er kennt nur einen wichtigen Faktor. Ob du dich bewegst.

Das soll dir helfen zu verstehen, dass kein Grund zur Aufregung besteht, wenn deine liebste Form von Bewegung gerade nicht möglich ist. Versuch an diesem Tag mal etwas anderes. Dein Körper regt sich nur auf, wenn du gar nichts machst. Ganz einfach.

2 – Bewege mehr Finger und Zehen, verbrenn mehr Kalorien

Und damit meine ich nicht, du sollst *nur* deine Finger und Zehen bewegen, wenngleich auch sie helfen! Ich meine, **je mehr Muskeln du zu einer bestimmten Zeit einsetzt, desto mehr Kalorien wirst du verbrennen.** Diese Idee ist so logisch, dass man gar nicht glauben möchte, wie viele Menschen genau das Gegenteil tun.

Wenn du beispielsweise Situps machst, setzt du *einige wenige Muskeln* ein. Daher kannst du nur eine *geringe Menge Energie* verbrennen. Auch wenn du Tausende davon machst, verbrennst du jedes Mal nur wenig Energie. Das Fett über deinen Bauchmuskeln wird sich nicht verändern.

Aber, sagen wir, du setzt dich auf einen Stuhl und stehst wieder auf. Dafür brauchst du *viele* Muskeln. Genau, unser Lieblingsspiel, die *Reise nach Jerusalem*, verbraucht jede Menge Kalorien! Für jede einzelne Minute gilt, je mehr Muskeln du bewegst, desto mehr Kalorien kannst du verbrennen.

Nehmen wir vielleicht ein Beispiel, das nicht unter Spiele fällt: Radfahren. Beim Radfahren bewegen sich deine Beine, große Muskeln, die anständig viele Kalorien verbrauchen. Aber beim Walking werden Arme, Schultern, Bauch, Brust, Rücken *und* Beine eingesetzt! **Mehr Muskeln bedeuten mehr Kalorien.**

Du kannst selbst abschätzen, welche Arten von Bewegung bei dir gut funktionieren werden. Du wirst auch begreifen, dass du weniger Energie verbrauchst, als du könntest, wenn du dich mit den Armen an den Griffen des Laufbands festhältst. Und dass du umso mehr verbrennst, je verrückter du tanzt!

3 – Schneller heißt nicht besser

Theoretisch verbrennst du mehr Kalorien pro Minute, wenn du deine Muskeln öfter pro Minute bewegst. Und raschere Bewegungen erhöhen den Kalorienverbrauch nach dem Sport.

Aber schnellere Bewegungen erhöhen auch die Belastung für Herz, Lunge und Muskeln. Um sich rasch zu bewegen, muss dein Körper viel Sauerstoff ansaugen und ihn rasch absorbieren. Dein Herz rast, du atmest schneller, und deine Muskeln schreien auf.

Um viel Sauerstoff in deinen Körper zu bekommen, musst du fit sein. Je fitter du wirst, umso besser wird dein Körper mit diesem hohen Bewegungstempo fertig. Aber die wirklich wichtige Frage lautet, musst du fit sein, um Kalorien zu verbrennen? Nein.

Ob du beispielsweise zwei Kilometer läufst, gehst oder schleichst, macht für deinen Kalorienverbrauch keinen großen Unterschied. Zurück zum Autobeispiel! Stell dir zwei Flaggen vor, zwei Kilometer voneinander entfernt. Um von einer Flagge zur anderen zu fahren, verbrauchst du immer die gleiche Menge Treibstoff.

Der geringe Unterschied besteht darin, dass schnelles Fahren (schnellere Bewegungen) etwas mehr Wärme produziert und diese zusätzliche Wärmemenge später mehr Treibstoff (Kalorien) erfordert. Aber im Verhältnis zur gesamten Fettverbrennung macht das nur einen kleinen Unterschied.

Schnelle Bewegungen machen dich *fit*, aber uns geht es hier um *Fett*. Wenn du dich rasch bewegst, kannst du sogar insgesamt weniger Kalorien verbrennen, als wenn du es langsamer angehst und länger durchhältst.

Bewegung in normalem Tempo hilft dir, besonders wenn du erst damit anfängst, übermäßige Müdigkeit *hinterher* zu vermeiden. Bei manchen von euch kann eine sehr hohe Intensität zu totaler Erschöpfung führen – und zu null Bewegung. Und das ist schlimmer, als erst gar nicht damit anzufangen!

Während du Fett abbaust, wird deine Fitness allmählich besser. Und du wirst dich letztendlich schneller bewegen können. Wenn du ganz viele Muskeln schnell und über lange Zeit bewegen kannst, verbrauchst du Unmengen an Energie. Doch bis dahin solltest du es langsam angehen und *einfach dahin spazieren*!

4 – Tu, was dich glücklich macht

Das ist das *Allerwichtigste*. Alles andere wird sich finden, aber wenn deine Art der Bewegung dir nicht entspricht, wirst du gar nichts tun! Finde heraus, was du spannend findest (oder, wenn du Bewegung wirklich hasst, was dich am wenigsten deprimiert!).

Manche Menschen eignen sich für spielerische Formen der Bewegung, wie Tanzen. Andere wollen Fortschritte sehen und setzen gerne Geräte und Elektronik ein, die anzeigen, wie sie sich schlagen. **Wichtig ist nur, dass die Bewegung *zu dir passt*.**

Dein Körper kann sich für etwas Bestimmtes eignen. Menschen mit Fußbeschwerden tun sich vielleicht mit einem Crosstrainer leichter. Wem es schnell zu heiß wird, der geht wohl am liebsten schwimmen. Bewege dich so, wie es dir entspricht.

Bewegung, die viele Muskeln einsetzt

- Walking oder Joggen
- Tanzen (besonders verrücktes Tanzen!)
- Rudergerät
- Crosstrainer
- Workout mit DVD (wenn es Bewegung vorsieht!)

Bewegung, die einige Muskeln einsetzt

- Radfahren
- Stepper
- Ergometer

Bewegung, die wenige Muskeln einsetzt

- Seilhüpfen
- Trampolin
- Situps oder Bauchpressen

Beweg dich einfach!

Aufstehen, kaltes Bad, Tasse Kaffee und Frühstück links liegen lassen. Nun musst du dich bewegen! Aber wie viel musst du tun? Nun, eine anständige Portion in diesen sechs Wochen, aber vielleicht nicht so viel, wie du denkst.

Diese Bewegungsphasen heißen bei mir »Period of Movement« oder einfach Pom, **Pom 1** sollte nun unbedingt die Vorteile des Morgens ausnützen. Das bedeutet, du wählst deine wirkungsvollste Form der Bewegung und führst sie so lange aus wie möglich.

Die Mindestzeit für Pom 1 liegt bei 30 Minuten. Wenngleich jede Minute Bewegung am Morgen die Fettverbrennung fördert, wäre eine kürzere Pom glatte Verschwendung einer einmaligen Gelegenheit. Und diese 30 Minuten bereiten den Körper schön auf das Nachfolgende vor.

- **WAVE** – Pom 1 **30 Minuten**

- **BLAZE** – Pom 1 **45 Minuten**

- **QUAKE** – Pom 1 **45 Minuten** (wie bei BLAZE, kein Tippfehler!)

Vielleicht fragen sich manche, ob mehr möglich ist. Die Zahlen sehen hübsch aus, aber sie sollen mehr als nur schön aussehen. Sie sollen dich schön machen! Und diese Zahlen wurden vor dem Hintergrund anderer Teile des Plans ausgearbeitet.

Doch wenn du mehr tun möchtest, bitte schön. **Geh bei Pom 1 jedoch nicht über 60 Minuten hinaus.** Das wäre zeitlich schwer unterzubringen und könnte das Wohlbefinden beeinträchtigen oder Langeweile hervorrufen. Es könnte auch das Gleichgewicht des Gesamtplans stören.

Mehr als 60 Minuten scheinen Probleme zu machen. Je länger wir uns bewegen, desto mehr halten wir uns unwillkürlich in der Intensität zurück. Dein fürsorglicher Kopf versucht tatsächlich, den Körper vor der Anstrengung zu schützen!

Wenn du die Möglichkeit hast, bewege dich im Freien bei Tageslicht. Natürliches Tageslicht, besonders morgens zwischen acht und neun Uhr, stellt deine innere Uhr ein und erhöht die Vitamin-D-Produktion. Licht kann sogar die Ausschüttung von Glückshormonen fördern!

Und hier ist noch eine Anmerkung für die morgens Superhungrigen. Wenn du morgens *völlig ausgehungert* aufwachst und denkst, »ohne Frühstück komme ich *keinen* Meter weit«, gib kurz acht.

Sobald du dich bewegst, richtet der Körper den Fokus auf die Bewegung und dämpft deinen Appetit. Versuch es.

Sehr wichtiger Hinweis für Pom 1

Was auf die morgendliche Bewegung folgt, ist sehr wichtig. **Du darfst drei Stunden nichts essen.** Du kannst natürlich Wasser trinken, aber mehr nicht. Keine Sportgetränke, Snacks, Riegel, Shakes und auf gar keinen Fall Frühstück!

Wenn der Körper sich bewegen muss, ruft das viele günstige chemische Veränderungen hervor. **Du wirst weiter Körperfett verbrennen, bis du etwas isst.** Und das heißt nicht, dass du nie wieder essen sollst! Das wäre der Weg ins Verderben. Das wirst du im nächsten Abschnitt besser verstehen.

Denk nur daran, dass der Körper sofort *registriert*, dass du etwas isst. Er stellt dann umgehend die Fettverbrennung ein und steigt auf das Verbrennen der aufgenommenen Nahrung um. Natürlich wirst du irgendwann etwas essen, aber warum nicht das Maximum an Fettverbrennung ausnützen?

Was ist mit den Wochenenden?

Könnte dein Körper diese Frage hören, würde er sagen: »Was ist mit den Wochenenden?« Wenn *du* nicht magst, dass jemand den *Freitag* besingt, kannst du nicht erwarten, dass dein Körper das mag! Montag bis Freitag ist eine *Erfindung* von uns Menschen, um mehr Ordnung ins Leben zu bringen. Auch das Wochenende wurde von uns erfunden!

Was bedeutet das also? Das bedeutet, wenn eine Methode funktioniert, hält dich nichts davon ab, sie Tag für Tag einzusetzen, *einschließlich* Wochenenden. **Hier scheitern viele Pläne.** Sie schlagen »freie Tage« vor. Klingt theoretisch gut. Theorien sind hier unerwünscht!

Ich könnte nun behaupten, freie Tage wären wichtig für die Seele. Mache ich aber nicht. **In diesen sechs Wochen gibt es keine freien Tage.** Wenn du krank wirst, erhole dich. Wenn nicht, dann würde dich allein der Name des Wochentags zum Pausieren veranlassen!

Viele Vorteile in diesem Buch wirken 24 Stunden lang. Das ist kein Zufall. Schlaf stellt uns neu ein. Das bedeutet nicht, dass du nun ein Leben nach Plan führst, aber für eine kurze Zeitspanne musst du echte Umstellungen durchziehen.

Wende jede Methode aus dem Buch täglich an. Es gibt *Ereignisse*, die wirklich nicht mit dem Plan zu vereinbaren sind, und das ist cool. Solange du zugibst, dass das Leben dich zum Pausieren veranlasst und nicht die Einstellung: »Ach, Samstage zählen nicht!«

Und glaub ja nicht, Pom 1 wäre ein Einzelkind! Sie hat Bruder und Schwester mit dem gleichen Vornamen, Pom 2 und Pom 3! Sie sind kleinere Geschwister, aber wichtig, und sie brauchen ein eigenes Zimmer (Kapitel). Bis bald.

KURZ UND KNACKIG ...

OMG 6 Dein Körper interessiert sich nur für Bewegung.

OMG 5 Bewege dich morgens 30 bis 60 Minuten.

OMG 4 Wähle Bewegung, die viele Muskeln beansprucht.

OMG 3 Es muss etwas sein, was dir Spaß macht.

OMG 2 Bewege dich täglich, außer bei Krankheit.

OMG 1 Du musst nicht erst fit werden, um Fett abzubauen.

OMG ! **Iss nach deiner ersten Bewegungsphase drei Stunden lang nichts!**

Mach mal Pause

»Viele kleine Mahlzeiten« ist eine häufige Empfehlung von Ernährungsfachleuten. Ob diese Formulierung für manche zu unwissenschaftlich ist? Warum auch immer, aus vielen kleinen Mahlzeiten werden in der Praxis oft viele große!

Das ist leider die häufige Folge dieser Empfehlung. Man macht uns glauben, dass wir mit jeder Mahlzeit unseren Stoffwechsel anregen und unsere Chance auf Gewichtsabnahme erhöhen. Das ist grobes Wunschdenken und sehr falsch.

All das basiert *auf einer Theorie*. Wenn du isst, werden einige der Kalorien aus der Mahlzeit vom Verdauungsvorgang selbst verbrannt. Theoretisch könnte man also durch *häufigere* kleine Mahlzeiten zusätzliche Kalorien durch *häufigeres* Verdauen verbrauchen.

Einige Fachleute werden hier kreativ und führen Ausdrücke wie »Grazing« und »Gorging« ein. Wir sollen also den ganzen Tag »grasen«, wie eine Kuh auf der sonnigen Weide. Hallo, Herr Wissenschaftler, wir sind keine Kühe!

Das abschreckende Gegenteil dazu wäre »Gorging«. Also keine großen Mahlzeiten, sonst kommst du dir selber noch vor wie ein kleines Schweinchen! Wahrlich subtile Überzeugungsarbeit! Stimmt das denn, dass größere Mahlzeiten bedeuten, du wärst gierig und hättest keine Manieren?

Keineswegs. Nun, auch Kühe können manchmal Schweine sein, und Schweine kommen ohnehin immer schlecht weg! Ganz ehrlich, dieses Grazing-Konzept entspricht nicht der üblichen praktischen Anwendung von »vielen kleinen Mahlzeiten«.

Sagen wir, du isst pro Tag 3000 Kalorien, verteilt auf drei Mahlzeiten zu 1000. Dann sagt man dir, du sollst häufiger kleine Mengen essen.

Wenn du es machst wie die meisten Menschen, gehst du nicht her und teilst deine Ration in sechs perfekte Portionen zu je 500 Kalorien.

Jede Umstellung der Essgewohnheiten ist schwierig, eine dauerhafte Reduktion der Kalorienzahl von 1000 auf 500 pro Mahlzeit ist sehr unwahrscheinlich. Die meisten von uns reduzieren die Kalorien bei jeder Mahlzeit um wesentlich weniger.

Sie gehen vielleicht von 1000 auf 750 pro Mahlzeit, bei nunmehr sechs insgesamt ergibt das aber 4500 Kalorien am Tag! **Das ist eine Erhöhung um 50 Prozent gegenüber der Menge vor der »häufiger essen«-Empfehlung.**

Es stimmt, *einige* Kalorien aus der Nahrung werden für die Verdauung verbrannt. Aber das sind nicht annähernd genug, um ein »Grazing« zu empfehlen! Die Wissenschaft begeistert sich mitunter übermäßig für ihre eigenen Theorien und macht die Bevölkerung zu Versuchskaninchen.

Wir alle könnten von hochwertigeren Nahrungsmitteln in vernünftigen Mengen und *weniger* Mahlzeiten profitieren. Mir ist klar, dass die Vorstellung von drei Mahlzeiten pro Tag altmodisch ist. Fettleibigkeit dagegen ist ganz und gar modern!

Die Fachleute, die die häufigen Mahlzeiten empfahlen, verloren den Gesamtzusammenhang aus den Augen. Unsere Erbanlagen. Damit meine ich den Grund, warum wir überhaupt Fettspeicher haben. Hört gut zu, Weißkittel, für euch ist es Zeit, wieder zur Schule zu gehen!

In Zeiten, in denen man noch keine Pizza bestellen oder Eiscreme aus dem Gefrierschrank nehmen konnte, mussten wir uns Nahrung beschaffen, wo es welche gab. Ich spreche hier von unseren Cousins und Cousinen in grauer Vorzeit (und deren »Haustiere«).

Sie konnten niemals wissen, wann sie wieder Nahrung finden würden, was nicht gerade beruhigend ist. Und ganz offensichtlich ist auch nicht jeder geschickt genug, um Tiere zu jagen oder pflanzliche Delikatessen aufzuspüren. Also gab Mutter Natur uns das Körperfett.

Bevor du sie verfluchst, denk darüber nach. Stundenlang herumlaufen und nach Nahrung suchen *erfordert* Energie. Wo sollten wir die hernehmen, wenn wir erst danach suchen müssen? Körperfett! Das ist die natürliche Form des Gleichgewichts.

In diesem uralten Sinn könntest du dir Körperfett als zusätzlichen Rucksack voller Vorräte vorstellen, den wir auf großen Unternehmungen mit uns tragen. Du weißt, jedes Kilogramm Körperfett enthält 7000 gespeicherte Kalorien. Diese Energie wurde gespeichert, allerdings nicht für immer!

Körperfett soll uns mit Energie versorgen, wenn wir keine zu uns nehmen. Das kann nur in Zeiten zwischen den Mahlzeiten der Fall sein. Je häufiger du isst, desto kürzer werden die Pausen.

Die längste Pause liegt zwischen der letzten Abendmahlzeit und der ersten einige Stunden nach Pom 1. Das können bis zu 16 Stunden sein, und in dieser Zeit findet konstante Fettverbrennung statt. Dein Körper *liebt* das.

Mahlzeiten verhindern Hunger

Scheint zunächst offensichtlich. Wenn du hungrig bist und etwas isst, verschwindet der Appetit. Das ist so offensichtlich, dass sich jahrelang weder Wissenschaftler noch andere »Esser« fragten, warum das so ist.

Doch nun wissen wir Bescheid. Wenn du isst, registriert der Körper, dass Nahrung unterwegs ist, und schüttet eine als **Leptin** (Griechisch für *dünn*) bezeichnete Substanz aus. Leptin sagt deinem Hirn, dass du nun genug gegessen hast. Es brüllt »STOPP«!

Klar? Nehmen wir zur Sicherheit ... noch einen Autovergleich! **Leptin ist wie eine Füllstandsanzeige.** Wenn du deinen Tank füllst (zu essen beginnst), wird das registriert. Wenn du genug Treibstoff (Nahrung) eingefüllt hast, kommt die Meldung: »Du kannst das Zapfventil jetzt herausnehmen.« Du hörst auf zu essen.

Deshalb ist schnelles Essen schlecht. Unsere Füllstandsanzeige braucht 20 Minuten, um einzuschätzen, wie weit wir schon gefüllt sind.

Manchmal schlingen wir Nahrung so rasch hinunter, dass wir, bis der Körper merkt, was abläuft, eine ganze Wagenladung verdrückt haben!

Zurück zu unserem Thema. **Mahlzeiten erhöhen den Leptinspiegel stärker als Snacks, sie schalten den Appetit für länger ab.** Auch andere Dinge reduzieren den Appetit, auf die ich in eigenen Abschnitten eingehe. Vorläufig reicht die Erkenntnis, dass Mahlzeiten am besten sind.

Doch es kommt noch mehr. **Neuere Forschungen zeigen, dass**

Leptin nicht nur den Appetit verringert, sondern auch den Stoffwechsel einen Gang höher schalten lässt. Das ist logisch. Sobald Leptin registriert, dass du genug Treibstoff zur Verfügung hast, weist es deinen Körper an, ihn zu verwenden.

Die Steuerung deines Appetits ist entscheidend. Nahrung ist der wichtigste Faktor in der Regulierung des Körpergewichts, Appetit der wichtigste in der Auswahl der Nahrungsmittel. Die Steuerung des Appetits hat nichts mit Verhungern zu tun! Sie muss nur richtig funktionieren.

Wenn die Steuerung deines Appetits nicht richtig funktioniert, liegt das hauptsächlich daran, dass du zu oft isst. Hör noch heute damit auf. Leg das zurück!

Weniger häufig zu essen ist die wichtigste Maßnahme, damit der Appetit wieder funktioniert. Du wirst sehr bald merken, dass kaum noch jemand dreimal pro Tag isst.

Drei Mahlzeiten pro Tag sind ideal. Sie bieten reichlich Abwechslung auf dem Speiseplan, die Abstände sind groß genug für Fettverbrennung dazwischen und auch die soziale Funktion ist erfüllt. Gemeinsame Mahlzeiten, nicht Snacks, gehören zu den größten Freuden im Leben.

Übrigens, lass dich von dem Wort nicht abschrecken. Mir ist schon klar, dass einige von uns bei dem Wort »Mahlzeit« kein gutes Gefühl haben. Das heißt, man muss am Tisch sitzen, etwas essen, was man nicht mag; oder das heißt, dass man *schon wieder* von einem wichtigen Telefongespräch weggeholt wird!

So wie »Sport« versteht unser Körper auch »Mahlzeit« nicht, also bleib cool. Das Wort mit »M« bedeutet einfach nur, für deinen Körper etwas zu essen (oder trinken). Nenn es, wie du willst, aber tu es dreimal täglich!

Wenn dieses Konzept der Mahlzeit, und zwar nur dreimal am Tag, neu für dich ist, stell dich auf Konflikte mit deinem Hirn und deinem Magen ein! **Die meisten von uns essen zehnmal oder öfter am Tag.** Du meinst, ich übertreibe? Zähl nach, wie oft Kalorien über deine Lippen kommen.

Damit dir die Umstellung auf das neue Essmuster leichter fällt, kümmere dich zunächst nicht darum, *woraus* diese Mahlzeiten bestehen. **Gewöhne dich an längere Abstände zwischen den Mahlzeiten.**

Was die Aufteilung betrifft, würden uns gleichmäßige Abstände wohl logisch erscheinen, die lassen sich in der Praxis aber nicht immer umsetzen. Sei flexibel und passe dich dem Tagesablauf an. Deine erste Mahlzeit nimmst du wahrscheinlich etwa um die traditionelle Mittagszeit ein. Endlich Frühstück!

Der übrige Zeitplan bleibt dir überlassen. **Ich würde vorschlagen, dass die letzte Mahlzeit etwa zwei Stunden vor dem Einschlafen liegt.** Dies könnte anfangs schwierig sein, besonders wenn du gewöhnt bist zu essen, bis du die Augen schließt!

Wenn das zutrifft, dann verlängere die Pause zwischen Essen und Einschlafen nur *allmählich*. Das kann eine Woche dauern, ist aber wichtig. Hungrig zu Bett zu gehen ist nicht gut, du könntest in der Nacht mit Heißhunger aufwachen. Gar nicht gut.

Aber auch ein voller Bauch schläft nicht gut. Eine Mahlzeit muss erst verdaut werden, auch wenn mir die Verdauung selbst keine Sorgen bereitet. Unverdaute Nahrung fühlt sich nicht gut an, aber sie wird letztlich verdaut. Den vollen Bauch solltest du noch aus einem anderen Grund vermeiden.

In den ersten Stunden nach dem Einschlafen schüttet dein Körper Wachstumshormon aus. Diese natürliche Substanz ist super-wirkungsvoll. Sie regt die Ausschüttung anderer positiver Substanzen an, macht deine Haut glatt und fest, reduziert das Körperfett und verbessert den Muskeltonus. Und das alles im Traum!

Forschungen zeigten, **dass diese erhöhte Ausschüttung von Wachstumshormon nur eintritt, wenn der Blutzucker niedrig ist.** Das heißt also, sie passiert nur, wenn nicht zu viel Nahrung im System ist. Plane diese zweistündige Pause ein.

Mittlerweile begreifst du, dass es so etwas wie einen gesunden Snack nicht geben kann. Alles, was als »gesunde Zwischenmahlzeit« gehandelt wird (zum Beispiel Trockenobst, Nüsse, Riegel, Joghurt und Obst, *egal, was*), *nichts davon* ist zwischen den Mahlzeiten gesund. **Fort mit den Snacks, die Pause ist wertvoll!**

KURZ UND KNACKIG...

OMG 6 Häufige Mahlzeiten lassen uns von allem mehr essen.

OMG 5 Fett wird nur in den langen Pausen zwischen den Mahlzeiten verbrannt.

OMG 4 Wer oft isst, wird nicht oft Fett verbrennen.

OMG 3 Die nächtliche Pause ist lang, nutze sie gut.

OMG 2 Mahlzeiten erhöhen die Leptinausschüttung, und das regelt den Appetit.

OMG 1 Eine gesunde Zwischenmahlzeit gibt es nicht.

OMG ! **Beginne, drei über den Tag verteilte Mahlzeiten zu essen!**

Appetit auf Erfolg

Wir wissen nun, dass die Kombination von Frühstücksverzicht, Schlanktauchen, Kaffee, Bewegung und Pausen zwischen den Mahlzeiten Sinn macht. Auch dass es auf richtige Mahlzeiten ankommt, ist klar, doch woraus sollen diese bestehen?

Dieses Buch will dir zu großartigem Aussehen verhelfen, die größte Gefahr für deinen Erfolg kommt dabei von einem Appetit, der ständig die Oberhand gewinnt. Das Richtige zu essen, scheint immer schwieriger zu werden, je mehr man darüber liest, aber einige Dinge funktionieren immer.

Eine der wichtigsten Grundlagen, die du kennen musst, ist **Protein**. Die Bezeichnung kommt aus dem Griechischen und bedeutet *vorrangig*. Die Bezeichnung ist wirklich gut gewählt, denn Protein beeinflusst deinen Appetit und noch viel mehr.

Protein – Stoff für Männer (scheinbar)

Fragst du andere, was Protein sei, wirst du meist zur Antwort erhalten: »Fleisch«. Thema erledigt! Wer einen guten Tag hat und besonders wagemutig ist, nennt vielleicht »Hähnchen«, »Salami« oder »Steak«. Das alles sind nur Angaben, *worin* Protein enthalten ist.

Aber was ist es? Alles im Universum besteht aus Atomen, den kleinsten Teilchen, die wir kennen. Einige Atome zusammen ergeben ein Element. Wiederum einige zusammen bauen eine **Aminosäure** auf. Die langweiligen Erklärungen sind fast vorüber!

Stell dir Aminosäuren als Perlen vor. Fädle einige davon auf, und du hast eine Halskette. Und das, meine Lieben, ist Protein, eine Halskette. Und damit ein Mädchen so richtig gut aussieht, da werdet ihr mir sicher zustimmen, braucht es eine Menge Halsketten!

Und genauso ist es mit dem menschlichen Körper. Haut, Haar, Nägel, Organe, Hormone, sogar unsere *Gedanken* bestehen aus vielen Halsketten, die sich in einem Bereich ansammeln. Würden wir das Wasser weglassen, bestünde unser Körper zu mehr als 50 Prozent aus Halsketten. Ich meine 50 Prozent Protein!

Für unsere Sammlung brauchen wir jede Menge Perlen. Wir Menschen können sie nicht herstellen, also müssen wir sie uns holen. Wo? Im Einkaufszentrum natürlich! Perlen und fertige Halsketten sind in der Nahrung enthalten. Und wie bei den Läden im Einkaufszentrum gibt es bessere und schlechtere Anbieter.

Für den Aufbau des Menschen brauchen wir nur acht Arten von Perlen. Du kannst sie dir als Farben des Regenbogens plus eine zusätzliche vorstellen. Wenn du genug von diesen acht Superperlen (bitte *nicht wirklich* Perlen essen!) zu dir nimmst, ist zumindest die Hälfte deines Körpers zufrieden.

Diese acht Superperlen werden als **essenzielle Aminosäuren** bezeichnet. Essenziell sind sie, weil wir ohne sie letztlich sterben würden. Wie gesagt, Mädchen brauchen Halsketten! Weil wir in so hohem Maß aus Proteinen bestehen, müssen wir ständig für Nachschub sorgen.

Wie wir bestehen auch Tiere aus Halsketten und Perlen. Wenn du sie isst, stiehlst (isst) du deren gesammelte Halsketten. Lange Zeit galt Fleisch als unsere einzige Proteinquelle. Nun wissen wir, dass das nicht ganz stimmt.

Die Natur ahnt wohl, dass einige von uns schlechte Jäger sind und überhaupt nicht gerne jagen (zum Beispiel Vegetarier). Daher gibt es auch nicht-tierisches Protein. Hülsenfrüchte, Nüsse und sogar Gemüse enthalten Protein, aber du musst dir Mühe geben, für Abwechslung zu sorgen.

Nun wissen wir also, dass die **Hälfte unseres Körpers aus Eiweiß besteht.** Vor nicht allzu langer Zeit entdeckte die Wissenschaft, dass Protein noch andere nützliche Eigenschaften hat, eine davon ist besonders wichtig. **Protein hilft bei der Steuerung des Appetits.** Und das leuchtet auch ein.

Eine Hälfte von uns wird *ständig* abgebaut. Reiß dir ein Haar aus, setz dich, steh auf, reibe beim Anziehen deiner Jeans ein paar Hautzellen ab, und du verlierst Protein. Protein ist Teil des Lebens, und dieser Vorgang hört niemals auf. Wir müssen versuchen, es zu ersetzen.

Und da wir es nicht herbeizaubern können, müssen wir es essen. Das weiß dein Körper sehr gut. Wissenschaftler kennen zwar den Grund nicht, doch **ich bin sicher, dass der Körper Ausschau nach Protein hält, wie Leptin Ausschau nach Kalorien hält.**

Wir wissen mit Sicherheit, dass **bei ausreichender Proteinaufnahme der Körper rasch seinen Appetit verringert und stundenlang gering hält.** Das funktioniert besser als bei jedem anderen Nährstoff, die dafür bekannten Ballaststoffe eingeschlossen.

Der wichtigste Teil einer Mahlzeit ist daher der Eiweißanteil. Ist er nicht hoch genug, wirst du hungriger als nötig sein und zu viel essen. Außerdem ignorierst du dann den Stoff, aus dem schönes Haar, schöne Haut und schöne Nägel sind.

Bei der Auswahl deiner Proteinquelle kommt es darauf an, etwas zu nehmen, das hauptsächlich aus Protein besteht. Dass du reines Protein erhältst, ist unwahrscheinlich, aber nimm es dir als *Ziel*. Strebe *möglichst viel Protein* an. Zähle niemals Kalorien oder Fett in deinem Proteinlieferanten. Hol dir dein Protein!

Und woher kommt die Sauce?

Vorsicht vor Proteinlieferanten, die in Sauce ertrinken. Dadurch wird aus einer gesunden Wahl blitzschnell etwas vollkommen Verkehrtes. Auf diese Weise ruinieren Fastfood-Läden gute Lebensmittel und deine Taille!

Damit du weißt, wovon ich spreche, hier ein Beispiel. Ein Stück Hähnchen, beinahe beliebig zubereitet, liefert vorwiegend Eiweiß. Für deine Zwecke ist das großartig. Gib Sauce dazu, damit meine ich beinahe jede Sauce, und alles wird anders.

Dieses Gericht liefert seine Kalorien nun zu einem Drittel aus Kohlenhydraten. Und zwar noch bevor du offiziell Kohlenhydrate hinzugefügt hast! Du wärst überrascht, was in Saucen alles drin ist. Würdest du denn Limonade über dein Hähnchen gießen? Diese Saucen sind schlimmer!

Sogar traditionelle Zubereitungsarten, Paniertes beispielsweise, sind nicht mehr so traditionell. Ich kenne zumindest eine Marke von

Paniermehl, die keinerlei Brot mehr enthält! Das soll nicht heißen, dass Brot gut wäre, aber ich bitte dich!

Ich spreche nicht von natürlichen Dingen wie der Geflügelhaut. Ich meine das, was wir Menschen hinzufügen. Halte dich an einfache Würzzutaten wie schwarzen Pfeffer, Olivenöl oder Balsamico-Essig.

Dicke Saucen, Mayo und Ketchup machen das »hauptsächlich Protein« rasch zunichte! Auch in Fastfood-Restaurants gibt es gute Gerichte, die durch Saucen ruiniert werden. Bestelle sie ohne Sauce oder füge deine eigene hinzu, und du kannst ausgezeichnete Speisen erhalten. Ja, auch bei McDonalds.

Gutes Protein für Nicht-Vegetarier

Jedes Fleisch, also Hähnchen, Pute, Rind- und Lammfleisch, Fisch wie Kabeljau, Tunfisch, Schellfisch und Lachs, sowie Eier (gekocht, als Rührei oder Omelette).

Gutes Protein für Vegetarier

Naturjoghurt (nicht »fettarm«), Tofu (Soja), *Quorn* (nur einige Produkte), Kichererbsen, Linsen, Erdnüsse, Mandeln, die meisten Samen und Molkenprotein (Pulver aus Reformhäusern).

Von Pulver leben

Für manche Menschen, die viel unterwegs sind, oder für Vegetarier, die nicht genügend Auswahl zur Verfügung haben, sind Proteinpulver »Wunder aus der Tüte«. Wenn du so etwas verwenden möchtest, stell dich auf Widerstand ein. Manche sagen, das wäre kein »richtiges Essen«.

Das stimmt überhaupt nicht. Molkenprotein wird beispielsweise aus Milch hergestellt. Dann wird es gefiltert. Zurück bleibt beinahe reines Protein, das der menschliche Körper viel besser aufnimmt als jede andere Art.

Dieses Pulver ist so hilfreich, dass es sogar in Krankenhäusern eingesetzt wird. Bei Patienten mit Verbrennungen, die viel von ihrem eigenen Protein verloren haben (zum Beispiel ihre Haut), beschleunigt Molke die Heilung. Es eignet sich für viele, auch für Menschen, die die Milch selbst nicht verdauen können.

Natürlich fehlt hier etwa das Eisen, das in Fleisch enthalten ist, die besonderen Fette, die im Fisch sind, aber diese kommen wieder nicht mit bestimmten Nährstoffen, die die Molke zu bieten hat. Und außerdem stammen die meisten unserer Nährstoffe aus Gemüse, manche aus Obst.

Es gibt andere Pulver, etwa Sojaproteinpulver oder sogar Pulver, das aus Erbsen hergestellt wird. Sie werden nicht so gut aufgenommen wie Molkenprotein, aber sie sind dennoch echte Nahrung. **Ignoriere all die vorschnellen Kommentare, wenn du Eiweißpulver verwendest.**

Wenn du dich für eines entscheidest, wähle ein einfaches Präparat und achte ausschließlich auf den Proteingehalt. Lass dich nicht durch Werbung beeinflussen. Kaufe Produkte einer etablierten Firma und achte darauf, dass die folgenden Bedingungen erfüllt sind:

- mindestens 70 Gramm Protein pro 100 Gramm Trockenpulver
- höchstens 10 Gramm Kohlenhydrate pro 100 Gramm Trockenpulver
- enthält kein *Aspartam* oder *Acesulfam K*

Wie viel Eiweiß?

Die genaue Antwort ist weder interessant noch leicht zu merken! Wer liest schon gerne Nährwertangaben, die auch gar nicht immer vorhanden sind. Entscheiden wir uns also für eine ganz und gar ungenaue, aber praktische Antwort.

Du wirst hoffentlich inzwischen scharf auf richtige Mahlzeiten sein und dafür auch öfter mal einen Teller verwenden. Wenn du keinen Teller verwendest, musst du dir einfach einen vorstellen! Nun möchte ich, dass du diesen Teller im Geiste in zwei Hälften teilst. Kein Problem.

Und auf so eine Hälfte kommt dein Protein. »Hälfte?«, höre ich dich schreien! Ja, Hälfte. Wie gesagt, einen Teller so zu teilen, ist einfach, damit ist es auch einfach, sich daran zu halten. Und dann ist da noch der nette Zufall, dass du und dein Teller zur Hälfte Protein seid!

Vielleicht klingt das jetzt für dich nach einer Diät mit 50 Prozent Protein. Keine Spur. Proteinlieferanten bestehen nicht nur aus Protein, also auch, wenn es die Hälfte deines Tellers einnimmt, macht es nicht die Hälfte deiner Ernährung aus. Andere Invasoren werden den Anteil auf 20 bis 40 Prozent verringern. Egal, vergessen wir die Zahlen.

Das Wichtigste ist, dass du **die Hälfte deines Tellers bei *jeder* Mahlzeit mit Protein füllst.** Ist dein Proteinlieferant mitunter ein Getränk und du weißt nicht genau, wie viel das dann ausmacht, nimm maximal eine große Tasse (350 ml, oder etwa 20 g Protein).

Du musst deinen Teller nicht ausfüllen, so dass das Protein überhängt! Und noch eines: achte darauf, dass sich nicht andere Nahrungsmittel auf der Proteinhälfte ausbreiten. Denk an die ursprüngliche griechische Bedeutung, *vorrangig*. Mit dem, was auf die andere Hälfte kommt, beschäftigen wir uns später.

Mir ist klar, dass dieser halbe Teller Protein ein schwieriger Anfang sein könnte. Bleib dabei. Deine erste Mahlzeit ist besonders wichtig. Warum? **Bewegung kann Appetit fördern, daher ist dein erstes Mahl ein wichtiges Bollwerk dagegen.** Nimm Protein zu dir.

Protein: ein heißer Typ

Protein erhöht die Wärmeproduktion im Körper. Es ist für den Körper schwer zu verarbeiten, erfordert ein paar zusätzliche Kalorien. Die Wirkung ist gering, ähnlich wie bei häufigen Mahlzeiten, aber größer als bei Kohlenhydraten oder Fett, und du brauchst das Protein ohnehin.

Viele Menschen ernähren sich seit langem sehr proteinarm. Protein ist für Nahrungsmittelkonzerne der teuerste Nährstoff, daher bestehen die meisten Produkte aus Kohlenhydraten und etwas Fett. **Wenn du mehr Eiweiß zu dir nimmst, wird dir vielleicht wärmer.**

Protein, der heiße Typ unter den Nährstoffen, erfüllt seinen Zweck. Es ist eigentlich der perfekte »Typ« für Diäten. Heizt dir ein, lässt Haut, Haar und Nägel gut aussehen und verhindert sogar, dass du dich nach anderen »Typen« umdrehst (verringert deinen Appetit!).

KURZ UND KNACKIG ...

OMG 6 Protein macht die Hälfte deines Körpers aus und wird ständig abgebaut.

OMG 5 Du kannst Protein nicht selbst bilden, daher musst du es täglich essen.

OMG 4 Nahrungsprotein hilft bei der Regulierung deines Appetits.

OMG 3 Nahrungsprotein lässt Haar, Haut und Nägel umwerfend gut aussehen.

OMG 2 Wähle Proteinlieferanten, die nicht viele Kohlenhydrate enthalten.

OMG 1 Iss bei jeder deiner Mahlzeiten Protein.

OMG ! **Wähle Proteinlieferanten, die du magst, und fülle damit deinen Teller zur Hälfte!**

Die zweite Hälfte

Gut, du kennst dich mit der Hälfte deines Tellers nun aus, darauf kommt Protein! Die andere Hälfte ist tückischer. Die meisten guten Wissenschaftler können die Fakten über Protein nicht leugnen. Aber beinahe jeder hat seine eigene Meinung zu allen anderen Dingen.

Warum gibt es so viele Kontroversen? Weil man versucht, bestimmte Diäten und Diätprodukte zu bewerben? Vielleicht glaubt jede Gruppe wirklich, ihr Weg wäre der beste? Oder sind wir durch ständig wechselnde Forschungsergebnisse verwirrt?

Eine Mischung aus allen dreien. Und was soll frau nun machen? Nun, ich interessiere mich weder für althergebrachte Ansichten noch für Reklame. Und mich verwirrt die Forschung nicht. Ich interessiere mich für Fakten, und zwar Fakten, die funktionieren.

Carbs

Kohlenhydrate ist die korrekte Bezeichnung, doch sehr oft finden wir heute schon die englische Kurzform »**Carbs**«, vor allem in »low-carb«. Im Grunde dominieren die »Carbs« längst unsere Lebensmittelläden, Kühlschränke und Gedanken — und allzu viel unseres »unteren Rückens«!

Es gibt viele Arten von Kohlenhydraten. Ich könnte sie jetzt alle beschreiben (hör auf zu seufzen!), werde ich aber nicht (keine Ja-

Schreie!). Ich werde die nützlichen wissenschaftlichen Fakten heraus-picken. Carbs können aus einem Stück, zwei verbundenen Stücken, vielen verbundenen Stücken oder furchtbar vielen verbundenen Stü-cken bestehen!

Und was für Stücke sind das? **Zucker.** Die meisten Kohlenhydrate, die wir essen, bestehen aus einem Zucker oder aus zwei verbundenen Zuckern. Zucker ist nicht nur das weiße Zeug, das du in deinen Kaf-fee rührst. Übrigens, wir nehmen keinen Zucker zum Kaffee!

Okay, nun ist der Zeitpunkt gekommen: **Menschen brauchen keine Kohlenhydrate.** Null, keine. Gar keine! Wenn du ab sofort keine Carbs mehr isst, wirst du nicht sterben. Du würdest ein langes, schlankes Le-ben leben. Vielleicht etwas langweilig. Also gut, tief durchatmen.

Wie du bereits weißt, brauchen wir Protein, sonst würden wir letzt-lich auseinanderfallen. Und wie du feststellen wirst, müssen auch ein paar Fette dabei sein. Aber Carbs? Die brauchen wir nicht. Wie könn-te so etwas Leckeres unnötig sein?

Stoff zum Nachdenken

Zwei Dinge in unserem Körper brauchen Treibstoff. Unsere Organe, einschließlich Gehirn, und unsere Muskeln. Beide können **Glukose** verarbeiten, einen »einfachen« Zucker aus einem Stück. Glukose er-halten wir, wenn wir Carbs essen und in diese Stücke zerlegen. Und das können wir bei allen Kohlenhydraten.

Carbs aus Donuts werden zu Glukose, Carbs aus Möhren werden zu Glukose und selbst der Kleister an der Rückseite einer Briefmarke wird, wenn du ihn ableckst, zu Glukose! Glukose ist, als **Blutzucker** (oder denk dir einfach als **Carbs**), das Lieblingsgetränk unseres Körpers.

Doch irgendwie wusste Mutter Natur, dass es Zeiten geben würde, in denen keine Carbs verfügbar sein würden. Vielleicht wusste sie, dass die meisten von uns nicht gut im Erklettern oder auch nur Finden von Bananenbäumen sind! Und vielleicht wusste sie, dass schlechtes Wetter oftmals alle verfügbaren Kohlenhydrate vernichtet.

Daher gab sie uns eine andere Möglichkeit zur Energiegewinnung. Muskeln können, falls du dich erinnerst, Körperfett verbrennen. Und dann ist da noch die Leber. Auch ohne Carbs kann sie deinem Gehirn schnell einen Drink organisieren. Sie kann Protein aus der Nahrung in Glukose umwandeln. Trick Nummer eins.

Trick Nummer zwei besteht darin, dass deine Leber aus ein wenig Protein von deinem Teller und viel Fett von deinem Po einen Treibstoff mit der Bezeichnung **Ketone** zusammensetzt. Diesen benützt sie für ihre eigene Energiegewinnung, überlässt aber auch dem Gehirn einen Teil, welches wunderbar damit arbeiten kann.

Über Millionen von Jahren erhielten die meisten Menschen so ihre Energie. Sie lebten einfach von ihrem eigenen Bauchfett, Po oder Oberschenkeln und holten sich zusätzlich ein paar Kalorien aus dem Fett und Protein, die sie aßen. Carbs fanden und aßen sie nur selten.

Heute tauchen diese Keton-Typen nur auf, wenn unsere Kohlenhydrataufnahme weit genug abfällt. Morgens, nach einem langen Schlaf ist das beispielsweise der Fall, oder in langen Pausen zwischen den Mahlzeiten. Oder wenn du einfach Carbs aus deinem Haus verbannst! **Ketone zeigen sich, wenn keine Carbs zu sehen sind.**

Fassen wir zusammen, denn die Hintergründe können anfangs verwirrend sein. Dein Körper kann mit drei Arten von Treibstoff arbeiten:

• **Glukose** – hauptsächlich aus Carbs

• **Körperfett** – hauptsächlich aus deinen Quellen, wo auch immer!

• **Ketone** – hauptsächlich *aus* deinem Körperfett (egal, wo es ist!)

Die meisten Menschen verbrennen nie etwas anderes als Carbs zur Energiegewinnung. Wo die »westliche« Ernährungsweise vorherrscht, gibt es viele Carbs, damit ist der Betrieb mit Ketonen blockiert. Doch wenn du von diesen Ketonen noch nie gehört hast, können sie wohl keine große Rolle spielen, oder?

Oh doch, sie können! Keine Panik, ich werde keine Diät mit null Carbs vorschlagen. Die hätte null Erfolgschancen. Die meisten von uns gehen gerne mit anderen aus zum Essen, und unsere Welt ist von oben bis unten mit Kohlenhydraten gepflastert. Also, nicht zu viele Briefmarken ablecken!

War denn mein Vortrag über alte Geschichte nur so zum Spaß? Nö! Dieses Ketonsystem befindet sich in *jedem* von uns, und es ist so ein heißer Tipp, dass wir es nicht ignorieren können. Null Carbs mögen zwar für den modernen Höhlenmenschen unrealistisch sein, das Gegenteil müssen wir jedoch vermeiden.

Wir müssen unseren Körper lehren, weniger von Kohlenhydraten abzuhängen. 99 von 100 Experten betrachten Ketone als eine Art Reservesystem für Notfälle. Das sind die fernen Verwandten jener, die die Menschen seinerzeit davor warnten, zu nahe an den Horizont zu segeln, damit sie nicht von der Erde fallen. Segle du ruhig weiter und erkenne, dass in Wahrheit **Carbs als Reservesystem gedacht sind.** Das ist eine große Umstellung der Denkweise. Riesengroß.

Wir sind buchstäblich darauf ausgelegt, für den Großteil des Tages von unseren Vorräten an Körperfett zu leben. Wir sind nicht darauf ausgelegt, den ganzen Tag am Tropf zu hängen, ständig Verbindung zu einem Lebensmittelladen zu haben. Wir *sind* der Lebensmittelladen! Damit wir Zugriff auf den eigenen Laden haben, müssen die Carbs insgesamt wenig sein.

Was ist also die richtige Menge? Das hängt von persönlichen Faktoren ab, etwa den Genen und der Gesundheit deiner Muskeln. Ich weiß, dass du Zahlen willst! Deshalb musst du nun auch zählen.

Bisher musstest du das ohnehin nicht. Und du wirst niemals Kalorien, Prozent Fett oder Protein (einfach nur der halbe Teller) zählen müssen. Aber bei Kohlenhydraten wirst du, zumindest für sechs Wochen, Zahlen zur Hilfe nehmen müssen.

Iss nie mehr als vier iPhones (oder vier Blackberrys)

Klingt das verrückt, oder weißt du schon, dass man Kunststoff schwer verdauen kann? Hab ein wenig Geduld, der Wahnsinn hat Methode! Wollen wir eine *Obergrenze* für Carbs setzen, wäre uns allen mit einem einfachen Bild geholfen.

So wie wir haben unsere Handys an Umfang zugenommen. Blackberrys und iPhones eignen sich gut als Obergrenze für eine Portion von Kohlenhydratlieferanten. Du hast kein solches Handy? Sie brauchen auf dem Teller so viel Platz wie eine DVD.

Stell dir vor, du hättest nun zwei solche Handys nebeneinander und weitere zwei oben drauf. **Das ist die Obergrenze für alle Kohlenhydratlieferanten, die du je brauchen wirst.** Es entspricht ungefähr zehn übereinandergestapelten DVDs.

Klingt das lächerlich und unwissenschaftlich? Es ist unwissenschaftlich, aber ganz sicher nicht lächerlich! Wenn du über die sechs Wochen hinaus bist, brauchst du einen Anhaltspunkt. Kritiker mögen lachen, aber Erfolg hängt von der Durchführbarkeit ab. Unbestritten.

Mit dieser Menge beziehe ich mich auf Nahrungsmittel, die hauptsächlich aus Kohlenhydraten bestehen. **Carbs aus Gemüse zählen niemals mit.** Gemüse sind supergesunde Pflanzen mit vielen Nährstoffen, wenig Zucker, vielen Ballaststoffen, vielfältigem Geschmack, gutem Fett, Abwechslung, Farbe und sogar ein wenig Protein.

Iss unbeschränkt* Gemüse, von Tag eins der OMG-Diät bis an dein Lebensende!

Aber bevor du deine Carbs anhand von Handys oder DVDs abschätzen kannst, müssen wir etwas genauer werden. Du wirst für eine Weile Nährwertangaben ansehen müssen. Das ist leicht. Du brauchst nur eine Zahl. Und auf die musst du sechs Wochen achten.

Kohlenhydrate durch deine Kehle

Kurz und gut, das ist *das* wichtigste Maß für deine Maße. Wirklich! Du musst nicht irgendeinen Anteil errechnen. **Du musst nur wissen, wie viele Gramm Kohlenhydrate du dir einverleibst (Gemüse nicht mitgezählt).**

Beinahe alles, was wir heute essen, ist mit Nährwertangaben versehen, wenn nicht, lässt sich im Internet etwas darüber finden. Du zählst weder Kalorien noch Protein, Fett oder Gemüse. Du achtest nur auf die reinen Kohlenhydrate.

Wenn du das sechs Wochen lang schaffst, bei verschiedenen Kohlenhydratlieferanten, wirst du ein untrügliches Gefühl entwickelt haben. Und natürlich sind da noch die vier iPhones oder Blackberrys als optische Erinnerung. Oder 10 DVDs. Die DVDs selbst, nicht die DVD-Hüllen!

Es folgen nun die Mengenvorschläge für die sechs Wochen. Manchen von euch wird es leichtfallen, diese Werte einzuhalten, andere werden sich, zumindest anfangs, damit plagen. Wenn du sie einmal überschreitest, geht die Welt nicht unter.

- **WAVE** – bis zu **120 Gramm Carbs** (Gemüse zählt nicht) pro Tag

- **BLAZE** – bis zu **90 Gramm Carbs** (Gemüse zählt nicht) pro Tag

- **QUAKE** – bis zu **60 Gramm Carbs** (Gemüse zählt nicht) pro Tag

Es ist superwichtig, dass du *unter* diesen täglichen Carb-Grenzen bleibst. Keine Panik, wenn zu viele Kohlenhydrate in einer Mahlzeit stecken. Unter der Tagesgrenze zu bleiben ist wesentlich wichtiger. Wenn du das schaffst, bleibt auch dein täglicher Insulinwert niedrig.

Insulinauffrischung gefälligst? Das ist jenes Hormon, das dein Körper ausschüttet, wenn du Kohlenhydrate isst. Das Gehirn holt sich, was es braucht, dann übernimmt Insulin den Rest und verstaut ihn in Muskeln oder Fettzellen.

Wenn du Insulin ausschüttest, heißt das, dass Nahrung gespeichert wird. Und wenn der Körper Nahrung *speichert*, kannst du nicht gleichzeitig Nahrung (also Körperfett) *freisetzen*. Entweder oder. Hättest du's gern so einfach wie möglich? Hier ist ein Beispiel für einen tollen Montag: Montags-Carbs niedrig = Montags-Insulin niedrig = Montags-Fettverbrennung hoch.

Totale Dominanz

Das *Gesamt*-Insulin niedrig zu halten bedeutet nur, diese Grenzen einzuhalten. Und das heißt, unter den Tagesgrenzen zu bleiben. **Das sind also 120 g für jene mit WAVE, 90 g für jene mit BLAZE und 60 g für jene mit QUAKE.**

WENN DU SCHLANK SEIN WILLST, MUSS DIR KLAR SEIN, DASS DEINE CARBS PRO TAG DER WICHTIGSTE ERNÄHRUNGSFAKTOR FÜR DEINEN ERFOLG SIND. DESWEGEN VERWENDE ICH HIER FETTDRUCK UND GROSSBUCHSTABEN! KURSIV WAR MIR ZU WENIG!

Noch mehr kann ich es nicht hervorheben! Doppelte Hervorhebungen vermied ich bisher, damit *dieser* Satz die maximale Wirkung erzielen kann! Ganz im Ernst, was immer du außerhalb dieses Buches lesen magst, das ist *der* entscheidende Faktor für deine Schlankheit!

Okay, ich höre auf herumzuschreien und ein Ausrufezeichen nach dem anderen zu setzen. Ich verspreche, wenn du deine täglichen Carbs einhältst und einige der anderen Ideen in diesem Buch — oder alle — umsetzt, wirst du dich innerhalb von sechs Wochen selbst in Erstaunen versetzen.

Und schließlich für jene, die das * bemerkten

Es gibt zwölf beliebte Gemüsesorten, die den »iss-so-viel-du-willst«-Status nicht wirklich verdienen. Ich sage nicht, dass sie ungesund sind. Keineswegs. Ich sage nicht einmal, dass du sie nicht essen darfst. Doch wenn du sie isst, zähle ihre Carbs mit.

Gebackene Bohnen, Rote Bete, Möhren, Pastinaken, Erbsen, Kochbananen, Kartoffeln, Kürbis, Zuckermais, Jamswurzel

KURZ UND KNACKIG ...

OMG 6 Du kannst auch ohne Carbs leben.

OMG 5 Ein hoher Carb-Anteil stoppt die Fettverbrennung.

OMG 4 Iss nicht mehr als vier iPhones oder Blackberrys an reinen Kohlenhydraten.

OMG 3 Halte die Carbs in klugen Grenzen, und du wirst rascher Körperfett abbauen.

OMG 2 Du wirst so Ketone verbrennen, einen aus Körperfett hergestellten Treibstoff.

OMG 1 Die Carbs aus den meisten Gemüsesorten zählen nicht.

OMG ! **Bleib unter deinem Tageswert für Carbs, und du verbrennst rasch Fett!**

Sünde und Wahrheit

Du weißt nun, wie du schnell schlank wirst, also musst du nur noch deine tägliche Carb-Menge auf ein kluges Maß beschränken. Manche von euch werden vielleicht fragen: »Spielt es eine Rolle, welche Art von Carbs ich esse?« Und hier ist die Antwort. Diätologen und Ärzte sollten nun besser wegsehen.

Für glückliche Auserwählte oder Willensstarke macht es, *um schlank zu werden*, keinen Unterschied, ob sie all ihre täglichen Carbs aus *Cola* oder Brokkoli erhalten.

Was is, Doc? Lies den Satz noch einmal und achte auf den Kursivdruck. Dort steht, *um schlank zu werden*, macht es, zumindest für manche Menschen, keinen Unterschied, woher sie ihre Kohlenhydrate erhalten. Ich weiß, das ist schwer zu glauben. Und übrigens, ich arbeite nicht für Coca Cola!

Was die Gesundheit angeht, ist es natürlich klug, von den besten Nahrungsmitteln zu leben. Der Körper wird Zelle um Zelle aufgebaut, wenn du die bestmöglichen Zutaten verwendest, wird auch das Endergebnis die bestmögliche Qualität haben. Wenn du nur Schrott einwirfst, erhältst du auch nichts anderes.

Wie du mit minderwertigen Carbs schlank werden kannst? Wie gesagt, wenn du zu den glücklichen Auserwählten gehörst oder viel Willensstärke besitzt. Wenn du dich wiedererkennst, genieße dein Glück. Und nun mögen Ärzte und Diätologen bitte nochmals ihre Augen schließen.

Du glückliches Wesen

In den vergangenen Jahren versuchten viele Menschen wirklich ernsthaft, Fett abzubauen. Auf der Suche nach schlanker Vollkommenheit entstanden viele unterschiedliche Theorien. Derzeit schlägt die Stunde der *Forscher*. Sie kümmern sich, so wie wir, nicht viel um Theorie.

Sie interessieren sich für Ergebnisse. Statistik. Fakten. Abgebaute Kilogramm Fett. Wieder zugenommene Kilogramm. Sie träumen wahrscheinlich sogar in Zahlen! Und ich bin sehr froh, dass es sie gibt. Denn vor kurzem machten einige der klügsten Zahlenfreaks eine wirklich coole Entdeckung.

Sie analysierten Hunderte von Diäten und Tausende von Personen. Die Entdeckung drang zwar nicht bis in die Medien vor, doch die Tüftler hatten die berühmte Nadel im Heuhaufen gefunden. Bei *einigen* Personen war die Tagesmenge an Carbs, nicht die Art der Carbs, alleiniger Einflusswert für den Fettabbau.

Das ist eine Neuigkeit, die keiner zugeben will, weil die Gefahr besteht, dass sie jahrelange Informationsarbeit der Regierung für bessere Ernährungsgewohnheiten wertlos macht. Kluge, realistische Wissenschaftler wissen, dass viele Menschen *ausschließlich* Wert auf Schlanksein legen!

Wie auch immer, die Nachricht drang nicht durch. Deshalb bahne ich ihr nun den Weg. Für wenige Wochen, mit Sicherheit für sechs, vielleicht auch für zwölf, schadet es nicht, mit diesem Wissen superschlank zu werden. Damit meine ich, die Gesamtmenge der Carbs zur obersten Priorität zu erheben.

Es ist wesentlich gesünder, rasch überschüssiges Körperfett abzubauen, auch wenn sich die eingesetzten Methoden nicht für ein ganzes Leben eignen. **Mit jeder Sekunde Fettleibigkeit schadest du deiner Gesundheit und deinem Selbstvertrauen. Pfeif auf die Tradition und rette beide *jetzt*.**

Zurück zu den Cola-Trinkern. Deren Muskeln können gut mit Kohlenhydraten umgehen, ebenso die meisten übrigen Systeme in ihrem Körper. Sie müssen bloß darauf achten, dass ihre Gesamtkohlenhydrate niedrig bleiben. Sie können zwar nicht unbegrenzte Mengen an Carbs konsumieren, wohl aber jede Art davon.

Wenn du das kannst, vergiss nicht, dass Fettabbau zwar eine Form des Gesundwerdens ist, aber noch nicht die ganze Enchilada. Auch wenn du dich nicht um deine langfristige Gesundheit scherst, wette ich doch, dass dir an Haut und Haar etwas liegt! Die beiden werden letztlich aufheulen, wenn du sie nicht ordentlich fütterst.

Du tapferes Wesen

Manchen Menschen fällt es schwer, mit minderwertigen Carbs schlank zu werden. Aber sie *schaffen* es. Das liegt daran, dass sie besonders **willensstark** sind. Diese tapferen Wesen sagen ihrem Körper einfach, wo's langgeht, nicht umgekehrt.

Unter Willensstärke verstehe ich die Fähigkeit zu bestimmen, wie viel in deinen Magen wandert. Und das ist das Hauptproblem, wenn du nicht über diese geistige Stärke verfügst. Minderwertige Kohlenhydrate führen ganz allgemein leicht zu einem Überessen.

Für willensstarke Menschen ist das kein Problem. Sie hören auf zu essen, wenn sie sich dafür entscheiden, und sie weigern sich, dem Hunger nachzugeben. Nur sehr wenige haben die Härte, die Erbanlagen aus 2 000 000 Jahren zu besiegen! Aber es gibt sie. Und du könntest dazugehören.

Wenn du Glück hast oder willensstark bist, kannst du die allerschlimmsten Schrott-Carbs essen und dabei schlank werden, solange du nicht zu viel davon erwischst. Für ein ganzes Leben ist das nicht ideal, aber wenn es dir hilft, für sechs bis zwölf Wochen die Carb-Limits einzuhalten, mach es.

Wie sieht das in der Praxis aus? Es ist möglich, dass jemand mittags Hähnchenbrust essen und dazu Cola trinken und dennoch Fett abbauen kann. Solange die tägliche Carb-Menge nicht überschritten wird, sollte es keine Rolle spielen, woher die Carbs stammen.

Ich höre schon, wie einige von euch ausrechnen, wie viel Schokolade der täglichen Carb-Menge entspricht! Dieser Abschnitt will dich nicht veranlassen, die minderwertigsten Kohlenhydrate auszuwählen. Er will dich daran erinnern, dass **die Carb-Limits um jeden Preis einzuhalten sind.**

Und woher weißt du, ob das bei dir funktioniert? Das kannst du nur herausfinden, indem du es ausprobierst. Wenn es dir immer gelingt, das tägliche Carb-Limit zu unterschreiten, schön für dich, weiter so. Wenn du zu kämpfen hast oder du deine Gesundheit verbessern möchtest, wirst du vielleicht Gefallen am nächsten Kapitel finden.

KURZ UND KNACKIG ...

OMG 6 Die Tagesmenge an Carbs gering zu halten, ist ultrawichtig.

OMG 5 Manche Menschen können allein damit schlank werden.

OMG 4 Die Nichtbeachtung der Carb-Qualität kann sechs bis zwölf Wochen lang gutgehen.

OMG 3 Sobald du schlank bist, beginne auf die Carb-Qualität zu achten.

OMG 2 Die Carb-Qualität wirkt sich bei uns allen auf die langfristige Gesundheit aus.

OMG 1 Minderwertige Kohlenhydrate verleiten manche Menschen zum Überessen.

OMG ! **Wenn dir die Reduzierung der Carbs schwerfällt, lies das nächste Kapitel!**

Rasant und rasend: Teil 1

Ganz zu Anfang verkündete ich, dass ich dein Verständnis für Zusammenhänge fördern wollte, anstatt dich nur *tun zu lassen, was ich sage*. Das ist nach wie vor meine Absicht. Wer sich also nicht zu den Auserwählten oder Tapferen zählt, findet hier 101 Infos über bessere Carb-Auswahl.

Manche Kohlenhydrate sind »rasant und rasend«. Einige davon nur »rasant«, andere nur »rasend«. Die besten sind weder noch. Nun denkst du dir: »Was soll das alles?« Dieser Abschnitt bringt vielleicht einige Wiederholungen (wie das ganze Buch!), aber bleib dran!

Was meine ich mit »rasant«? Damit meine ich das Tempo, mit dem ein Carb von deinem Teller in deinen Magen gelangt. Wenn Kohlenhydrate diesen Weg zu rasch zurücklegen, legst du den Grundstein für ein großes Problem. Anspielung beabsichtigt! Worin besteht dieses große Problem?

Du wirst insgesamt zu viele Kohlenhydrate konsumieren. Aus Sicht dieses Buches bedeutet das, du wirst das tägliche Carb-Limit immer überschreiten. Und auf dein Leben bezogen, du wirst immer um deine schlanke Figur kämpfen. Alte Gene kommen mit moderner Nahrung, die durch die Kehle flitzt, nicht zurecht!

Wenn zu viele Carbs gleichzeitig im Magen ankommen, schrillen die Alarmglocken. Zu viel »Verkehr« bedeutet, dass dein Körper große Mengen Insulin ausschütten muss. Zu viel Insulin bedeutet, dass dein Körper einen Teil von diesem Carb-Chaos in Körperfett umwandeln muss.

Rasante Carbs sind Carbs, die den Weg von deinem Teller in deinen Magen zu leicht bewältigen. Sie machen dir das Unterschreiten deines täglichen Carb-Limits extrem schwer.

Keine Chance für Leptin

Ein weiterer Grund, warum rasante Carbs Probleme verursachen, besteht darin, dass du zu viele konsumierst, bevor Leptin dich auch nur warnen kann. Solltest du es vergessen haben, Leptin ist die Füllstandsanzeige deines Körpers. Sie sagt dir, wann du genug Treibstoff (Nahrung) getankt hast.

Damit Leptin funktioniert, ist es ein guter Anfang, anstelle von Snacks Mahlzeiten zu essen. Der nächste Punkt ist, nicht zu schnell zu essen. Man kann das zwar schwer messen, aber die Verzögerung, bis dein Gehirn ermittelt, wie viel du gegessen hast, scheint ungefähr 20 Minuten auszumachen.

Carbs sind ein großer Brocken in der heutigen Kost, sie mogeln sich häufig am Leptin vorbei und hindern es am Einschreiten. Leptin ist uns eine Hilfe. Es verhindert, dass du zu viel isst, und hält so die Insulinausschüttung niedrig, wodurch du rascher wieder zur Fettverbrennung zurückkehren kannst.

Wenn du Carbs konsumierst, die rasch von deinem Teller in deinen Magen gelangen, hinderst du Leptin, deine Füllstandsanzeige, dir zu sagen, wann du zu essen aufhören sollst. Meide rasante Carbs schon allein aus diesem Grund. Oder iss in Zeitlupe!

Flüssige Mahlzeit

Wer sind nun diese rasanten Carbs? **Die ersten Übeltäter sind flüssige Carbs.** Ich weiß schon, dass ich gerade erst Cola erwähnte. Manche brauchen diese Info nicht, andere schon. In der Natur gibt es kaum trinkfertige flüssige Carbs. Bloß Brust-, Kuh- und Kokosmilch. Und Honig. Ansonsten kaum etwas!

Nun wirf einen Blick in den nächsten Lebensmittelladen. Ich vermute, dort wirst du eine ganze Wand voller flüssiger Carbs vorfinden. Jede Flüssigkeit, auch solche mit natürlichem Ursprung, wie ein Smoothie aus Früchten, macht es manchen Menschen leicht, zu viele Carbs zu erwischen.

Bleiben wir noch beim Beispiel Smoothie, sagen wir, er besteht aus vier Früchten. Einer Banane, einer Orange, einer Ananas und einigen Erdbeeren. Würdest du diese in der Natur mischen, bräuchtest du Wochen. Du müsstest sie erst einmal finden!

Bananen wachsen nicht neben Erdbeeren. Aber das wollen wir hier einmal unbeachtet lassen. Dennoch würde es Zeit und Mühe erfordern, diese zu einem modernen Shake zu verarbeiten. Einzeln sind Früchte (zu Mahlzeiten) in Ordnung. Doch in flüssiger Form verkehren sie sich ins Gegenteil.

Flüssige Carbs sind auch deshalb so rasant, weil sie mühelos durch die Kehle gleiten. So verspeist eine Möwe einen Fisch (Anmerkung an mich: *Ich habe keine Flügel.*) Feste oder halbfeste Nahrung passieren dein Verdauungssystem viel langsamer, in pulsierender Weise — mit Hilfe der sogenannten Peristaltik.

Wenn es dir schwerfällt, deine Carb-Menge zu senken, besteht

ein einfacher erster Schritt darin, alle flüssigen Carbs wegzulassen. Du musst vielleicht deine Einstellung ein wenig ändern, besonders wenn du gewöhnt bist, zu Mahlzeiten flüssige Kohlenhydrate zu trinken. Hey, ich finde Wasser ja auch langweilig!

Das große Mampfen

Was lässt Carbs noch zu Rasern werden? Ich nenne es das große Mampfen. Klingt dumm, doch der Hintergrund ist gar nicht dumm. Ich meine damit, wie viel wir von einem Nahrungsmittel rein physisch auf einmal in den Mund bekommen können.

Keine Frage, dass ihr das als nicht besonders wissenschaftlich anseht. Aber nehmen wir ein paar Beispiele. Okay, was isst sich leichter: Kartoffeln oder Pommes frites? Mais oder Popcorn? Vollkorn- oder weißer Reis? Das ist keine Fangfrage.

Die richtigen Antworten lauten Pommes, Popcorn und weißer Reis! Aber es ist nicht so, wie ihr vielleicht denkt. Hier spielen viele Faktoren eine Rolle, nicht nur, ob etwas flüssig ist. Sehen wir uns die wichtigsten an.

Tempolimit Ballaststoffe

Enthält ein Nahrungsmittel viele Ballaststoffe, ist es schon rein physisch schwerer zu essen als andere. Man muss länger kauen als schlucken. Viele Dinge, keineswegs nur Flüssigkeiten, müssen nur noch geschluckt werden! Und dann ist für manche von uns die Versuchung einfach zu groß.

Ballaststoffe sind jener Teil eines Nahrungsmittels, den wir nicht verdauen können, sie bestehen aus den Zellwänden der Pflanze. Wissenschaftler würdigen Ballaststoffe als »sättigend«. Stimmt, aber auch hier wird wieder das Offensichtliche übersehen. Ballaststoffreiche Nahrungsmittel machen einen Unterschied, *bevor* sie den Magen erreichen.

Vollkornreis enthält mehr Ballaststoffe als weißer, er ist daher bissfester und schwerer zu essen. Ballaststoffe quellen auch mit Wasser und Speichel auf, was das Schlucken ebenfalls verzögert. Ballaststoffreiches sorgt also für Beschäftigung (Kauen!) und lässt uns so oft weniger essen.

Was ist ballaststoffreich, was nicht? Wir könnten mit Zahlen arbeiten und etwa sagen, alles was mehr als drei Gramm Ballaststoffe pro Portion enthält ist »ballaststoffreich«. Einfacher ist es, **die ballaststoffreichere Option zu wählen, wann immer zwei ähnliche Nahrungsmittel zur Auswahl stehen.**

Zart, mürbe und geschwind

Kehren wir zu Kartoffeln und Pommes zurück. Ich spreche hier nicht von Kalorien, nur Carbs. Pommes frites erleichtern den Weg der Carbs vom Mund zum Magen gewaltig. Warum? Weil sie durch die Zubereitungsform weicher wurden. Garen, Hacken, Stampfen und industrielle Bearbeitung, zum Beispiel die Herstellung von Kristallzucker aus

Zuckerrohr. Es gibt vieles, was Nahrung weicher macht. Wie das geschieht, ist unwichtig. Wichtig ist, dass **weichere Carbs zum Überessen verleiten und der Magen bombardiert wird.**

Noch ein einfacher Test. Frag dich bloß: »Würde sich dieses Nahrungsmittel in meinem Mund auflösen oder zerkrümeln?« Lautet die Antwort »ja«, dann suche nach etwas Besserem. Die bei vielen Diäten so beliebten Reiswaffeln versagen hier elend! Und was Kekse angeht …

Der unangenehme Kunde

Viele Nahrungsmittel sind nicht ganz einfach zu verzehren. Und das ist großartig! Auch wenn du im Kino niemals Zuckermais essen würdest, lohnt sich der Vergleich mit Cousin Popcorn. Bei einem Maiskolben kommt man viel langsamer voran als bei einer Tüte Popcorn!

Und in der Natur sind eigentlich kaum Nahrungsmittel leicht von der Hand in den Magen zu befördern. Als hätte Mutter Natur gewusst, dass wir mehr essen würden, wenn sie es uns zu einfach machte! Wieder einmal durchschaut!

Das sind also rasante Carbs. Nahrungsmittel, die im Nu vom Mund in den Magen gelangen. Je schneller das geht, desto mehr wirst du davon essen. Ziemlich klar, aber Offensichtliches wird gerne übersehen. Flüssigkeiten sind am schlimmsten. Vorsicht auch mit ballaststoffarmen, superweichen und stets erreichbaren Carbs.

KURZ UND KNACKIG ...

OMG 6 Rasante Carbs flitzen allzu schnell vom Teller in den Magen.

OMG 5 Dadurch isst man wesentlich leichter zu viel davon.

OMG 4 Du könntest dein tägliches Carb-Limit zu leicht überschreiten.

OMG 3 Dann steigt das Insulin, und die Fettverbrennung setzt aus.

OMG 2 Rasante Carbs verhindern, dass Leptin deinen Appetit abschaltet.

OMG 1 Flüssigkeiten, ballaststoffarme und weiche Nahrungsmittel sind typisch für rasante Carbs.

OMG ! **Entscheide dich öfter für umständlich zu essende, feste und ballaststoffreiche Carbs!**

Rasant und rasend: Teil 2

Manche Kohlenhydrate sind »rasend«. Soll das heißen, dass sie zornig sind? Nein. Aber sie machen deinen Körper zornig, so viel steht fest. Und zu guter Letzt werden sie, wenn du sie weiter so in die Futterluke einwirfst, auch *dich* rasend machen, nämlich bei deinem Anblick im Spiegel!

Mit rasend meine ich die Fähigkeit bestimmter Kohlenhydrate, deinen Blutzuckerspiegel hochschnellen zu lassen. Nach den Gesamt-Carbs pro Tag ist das der nächstwichtige Faktor für deine schlanken Erfolgschancen.

Panikattacken

Wenn Carbs rasch verdaut werden, werden sie *rasch* in Glukose umgewandelt. Und wenn all diese Glukose in die Blutbahn schießt, reagiert der Körper mit Panik. Das liegt daran, dass **zu viel Glukose im Blut gefährlich ist und die Zellen schädigt.** Natürlich hat der Körper einen Notfallplan.

Er schüttet Insulin aus. Dieses schnappt sich die überschüssige Glukose und *entsorgt* sie. Ein wenig entsorgt es in die Muskeln, wo sie gelagert und bei Bedarf verwendet wird. Und eine ganze Menge entsorgt es in die Fettzellen, die es mit Freude in noch mehr Körperfett umwandeln. **So werden die meisten Menschen dick.**

In einer idealen Welt würde dein Körper einen kleinen Tropfen Insulin produzieren, um deine Muskeln wieder mit Glukose zu füllen. Deine Fettzellen würden im Hintergrund jammern, »Hey, was ist mit uns?«. Das Insulin würde nach einer Mahlzeit ansteigen und dann langsam abfallen.

Wie man eine Party vermasselt

Es ist Zeit, sich etwas Wichtiges zu merken. **Körperfett kann nur verbrannt werden, wenn kein Insulin verfügbar ist.** Insulin erinnert an unliebsame Partygäste. Du weißt, dass sie kommen werden, also möchtest du es so rasch wie möglich hinter dich bringen!

Das Problem ist, dass manche Gäste nicht wissen, wann sie unerwünscht sind. Sobald sie zur Tür herein sind (du isst), bleiben sie kleben! Das bedeutet, dass dir weniger Zeit zum Feiern (Fettverbrennen) bleibt und du länger wartest, bis diese Clowns endlich verschwinden!

Hier gibt es nichts zu gewinnen, solche Situationen sind zu meiden. Die besten Kohlenhydratlieferanten verhalten sich nicht so. Die schlimmsten werden dir deine Party vermasseln. Sehen wir also etwas genauer hin, wer es verdient, auf deine Gästeliste zu kommen.

Trinkspiele

Gleich vorweg, lade nichts Flüssiges ein! Wie bereits im rasanten Abschnitt erwähnt bewegen sich Flüssigkeiten viel zu rasch. Flüssigkeiten sind eine Bande von Typen, die alle gleichzeitig aufkreuzen. Und wenn sie bei dir auftauchen (in deinem Magen), ist Vorsicht geboten!

Flüssige Kohlenhydrate räumen mit der wichtigsten Aufgabe deines Magens auf, feste in flüssige Nahrung zu verwandeln. Dieser Vorsprung bedeutet, dass Flüssigkeiten blitzschnell in Glukose umgewandelt werden. Wenn du *dein Blut so überschwemmst*, muss der Körper eine Ladung Insulin ausschütten.

Gefährliche Flüssigkeiten sind mit gänzlich rasenden Carbs gleichzusetzen. Sie gehen ab wie eine Rakete, lassen deinen Blutzucker hochschießen. Ein wahrer »Zuckerschub«. Flüssige Kohlenhydrate entsprechen einer erfolgreichen Jagd aus der Flasche. Kein bisschen natürlich.

Kann ich bitte noch ein wenig haben?

Wenn der Blutzucker in die Höhe schießt, passiert dasselbe mit einer als **Dopamin** bezeichneten Substanz. Diese Wohlfühlsubstanz ist eine Belohnung. Das Gehirn denkt, du hättest einen Bananenbaum gefunden und wärst (nackt) neun Meter hoch geklettert, um dir eine der Früchte zu holen! Durch Dopamin merkst du dir solche Glücksmomente.

Und je intensiver die Dopaminausschüttung, desto mehr bist du darauf »fixiert«, dieses Gefühl wieder zu erleben. **So beginnt die Kohlenhydratsucht.** Rasende Carbs lassen dich nach MEHR suchen, Tag für Tag. Du würdest sogar nackt auf Bäume klettern!

Nach den neuen Höhen der Dopamin-Erregung wirkt alles andere ein wenig *langweilig*. Du siehst also, wie rasende Carbs sehr schnell neu festlegen, wonach du Verlangen hast. Es ist nicht einfach, aber du kannst mit der Zeit lernen, diesen Drachen zu dressieren.

Rasende Carbs lassen deinen Blutzucker rasch hoch ansteigen. Dein Gehirn registriert das und schüttet Dopamin aus, eine Wohlfühlsubstanz. Das verankert den »Schub« in der Erinnerung und veranlasst dich, immer wieder danach zu streben. Rasende Kohlenhydrate lassen echte Sehnsucht nach Nahrungsmitteln entstehen.

Auch wenn alle überschüssigen Kohlenhydrate verstaut sind, bleibt noch ein wenig Insulin zurück. Warum? In erster Linie weil der Körper in seiner Panik zu viel davon produzierte. **Und mit Insulin im Blut kannst du kein Körperfett verbrennen.**

So wurde zum Beispiel schon festgestellt, dass ein überhöhter Insulinspiegel auch neun Stunden nach einer großen Pizza noch erhöht war. Ist damit nicht ein Riesenstück von deinem Fettverbrennungstag verdorben? Nach weniger rasenden Carbs fällt das Insulin nach zwei bis drei Stunden wieder ab.

Rasende Carbs erhöhen den Blutzucker schnell, und zur Bewältigung schickt der Körper viel Insulin hinaus. In Panik schüttet er zu viel aus. Damit werden Carbs aus dem Blut in die Fettzellen gezwungen und in Körperfett umgewandelt. Das Insulin bleibt auch erhöht, wenn der überschüssige Zucker längst weg ist. **Wenn du Insulin im Blut hast, kannst du kein Körperfett verbrennen.** Ich wiederhole mich aus gutem Grund.

Kommen wir auf das zurück, was Carbs zu rasenden Gästen macht, die die Fettverbrennungs-Party vermasseln. Wenn du weißt, wer die üblichen Verdächtigen sind, wird dich die Nahrungsmittelauswahl nicht mehr so verwirren. Du wirst instinktiv zum Richtigen greifen.

Ballaststoffe (schon wieder!)

Ballaststoffe bewirken, wie du weißt, dass du etwas nicht so schnell essen kannst. Sie verzögern auch die Verdauung im Magen. Das verhindert, dass der Körper Carbs so rasch in Glukose verwandeln kann. Und das hilft mit, einer panischen (also übermäßigen) Insulinausschüttung *vorzubeugen*.

Am besten funktionieren lösliche Ballaststoffe. Sie werden in deinem Magen ganz klebrig, daher kann die Mahlzeit schwerer zerkleinert werden. So treten die Carbs nur nach und nach ins Blut über. In diesem Tempo erhält dein Gehirn seinen Drink und die Muskeln können ruhen. Das Insulin bleibt ganz ruhig (und niedrig).

Die beste Quelle für lösliche Ballaststoffe sind Pflanzen mit harter Schale. Denn in der Schale sind die Ballaststoffe. Äpfel enthalten viele davon, Haferflocken auch. Du musst nicht nach Ballaststoffen suchen, doch wenn du die Wahl hast, erfüllen Carbs mit höherem Ballaststoffanteil deine Zwecke am besten.

Präparate – hilfreich oder »silly«?

Es gibt auch ein Ergänzungspräparat namens *Psyllium* (klingt ein wenig wie »silly – hmm«) oder Flohsamenschalen. Das sind die ballaststoffreichen winzigen Samen einer Wegerich-Art. Ein ähnliches Produkt ist *Guarkernmehl*. Vorsicht mit diesen.

Ich erwähne sie nur, weil ich weiß, dass viele Leser zu allen Mitteln greifen, um Fett abzubauen. Solche Ballaststoffpräparate sind bei Diäten beliebt. Sie sind zwar im Allgemeinen unbedenklich (besonders die Flohsamenschalen), aber gewisse Risiken bleiben.

Lösliche Ballaststoffe bedeutet, dass sie sich in Wasser auflösen. Stelle dir das wie einen Schwamm vor. Wenn nicht genügend Wasser da ist, wird alles aufgesogen, was im Verdauungssystem verfügbar ist, so dass eine Blockade entsteht. Trinke viel Wasser, wenn du so etwas einnimmst.

Gold-, Silber- und Bronze-Zucker

Okay, das ist jetzt entscheidend. Richte dich danach, und du bist auf dem besten Weg, eine rasende Reaktion zu vermeiden. Als wir mit den Carbs begannen, erklärte ich, dass sie aus unterschiedlich vielen »Stücken« zusammengesetzt sind. Diese Stücke sind *Arten* von Zuckern.

Ganz allgemein bestehen die problematischen Kohlenhydrate aus ein oder zwei Stücken. Sie sind zu leicht zu spalten. Wenn sie leicht zu *zerlegen* sind, sind sie leicht in Glukose umzuwandeln. Damit steigt der Insulinspiegel rasch, und so weiter und so fort. **Du wirst leicht dick!**

In unseren heutigen Lebensmitteln sind viele solche Zucker enthalten. Sie sind überall. Die Industrie weiß, wie abhängig man von

Zucker wird. Du könntest die heutige Lebensmittelindustrie glatt als Erfinder des Dopamins bezeichnen! Zuckerabhängigkeit bedeutet *Cash*.

Zucker ist vor allem ein Problem, wenn er Nahrungsmitteln *hinzugefügt* wird. Der einzige Zuckerzusatz, der eher unbedenklich ist, ist der von der Natur ursprünglich zugefügte Zucker! Den rasendsten Kohlenhydratlieferanten wurde immer vom Menschen Zucker zugefügt. Von Mann oder Frau spielt keine Rolle. Haustiere sind unschuldig.

Ich habe eine goldene Regel zur Vermeidung rasender Zucker. Eigentlich ist es eine goldene, silberne und bronzene Regel. In der Produktinformation sind die Zutaten nach Menge aufgelistet, und zwar abnehmend. Vitamine, Mineralstoffe und Aromen kommen zuletzt, weil sie kaum etwas wiegen.

Wenn du »Zucker« für eine Gold-, Silber- oder Bronzemedaille positioniert siehst, also an erster, zweiter oder dritter Stelle, darfst du dir nichts vormachen. Wenn du so etwas isst, erhältst du in erster Linie Zucker und nur eine Andeutung von dem Nahrungsmittel, das du eigentlich wolltest!

Jeder Gold-, Silber- oder Bronze-Zucker macht deinen Körper rasend. Entweder das Produkt würde ohne Zucker nicht gut schmecken, oder die Firma möchte dich bewusst süchtig machen. Wie auch immer, sag *Sayonara*! Die Aufschrift sollte besser lauten: »Zucker. Enthält auch wenige Nährstoffe!«

Doch dieser rasende Bösewicht ist nicht immer leicht zu finden. Warum? Die Firmen werden vorsichtig und verstecken das Wort mit »Z«. Es gibt nun so viele Arten von Zuckern, dass es vollkommen unmöglich wäre, alle Lebensmittel aufzuzählen, in denen sie enthalten sind. Doch es gibt eine rettende Silbe.

Nur O–S–E–lose

Diese kleine Silbe ist uns eine große Hilfe in der Vermeidung rasender Carbs. Ich verkneife mir jetzt ein witziges Reimchen! Wenn ein Wort in der Zutatenliste auf »-ose« endet, handelt es sich um einen Zucker, und dieser wurde *zugesetzt*. Zu hundert Prozent rasend.

Soll ich ein paar aufzählen? »Saccharose«, »Fruktose«, »Laktose«, »Dextrose«, »Maltose«, »Fruktose-Glukose-Sirup«, »Glukosesirup«, »Polydextrose«. Die Liste ließe sich fortsetzen. **Achte einfach auf die Silbe »-ose«.**

Es gibt auch neuere, noch schwerer zu erkennende Versionen von Zuckerzusatz. Dazu gehört »Rohrzucker«, »Zuckerrohrsaft«, »Gerstenmalz«, »Demerara-Zucker« und »Dextrin«. Wenn du nicht sicher bist, kauf es, iss es und sieh vor dem nächsten Mal im Internet nach! **Nur du selbst kannst dich schützen.**

Kämen Außerirdische auf Besuch, würden sie wohl kaum verstehen, dass wir uns so bemühen, tolle Nahrungsmittel zu kultivieren, nur um sie dann alle mit einer häufigen Zutat zu mischen, Zucker. Sie würden sicher annehmen, es handle sich um eine hochwirksame Droge, die unsere Spezies am Leben erhält!

Die einfachste Methode, rasende Carbs zu vermeiden, ist ein Blick auf die ersten drei Zutaten eines Nahrungsmittels. Meist

steht dort »Zucker« oder eines dieser Wörter auf »-ose«. Wenn du diese Dinge ausfindig machst und eliminierst, wirst du *viel* schneller schlank werden.

Wenn du die »Rasefaktoren« erster Ordnung vermeidest, wirst du rasch schlank werden. Meide flüssige Carbs, iss nichts mit Zucker oder »-ose« unter den ersten drei Zutaten und greife zu ballaststoffreicheren Kohlenhydraten, wenn du die Wahl hast. Noch etwas?

Heiße Sache oder erntereif

Es gibt noch viele andere Faktoren, von denen abhängt, wie rasend ein Carb ist. Um ehrlich zu sein, sie spielen eine Rolle, aber meist eine geringe. Außerdem handelt es sich um Dinge, die du oft schwer ändern kannst. Aber wer Bescheid wissen möchte ...

Je länger du bestimmte Speisen garst, desto rasender werden sie. Und das liegt nicht daran, dass sie heiß gegessen werden! Sobald gegarte Speisen abgekühlt sind (oder eingefroren wurden), verhalten sie sich noch rasender als vorher. Warum?

Der Garvorgang verändert die Struktur der Nahrungsmittel. Besonders bei Kohlenhydraten, deren Struktur meist schwächer ist als die von Protein oder Fett. Hier beginnt gewissermaßen der Verdauungsvorgang, bevor du die Speise auch nur angerührt hast.

Nehmen wir einmal Nudeln. Sie rasen ein wenig. Werden sie dagegen original italienisch gegart, also *al dente* (oder »bissfest«), sind sie schwerer verdaulich und verhalten sich im Körper weniger rasend. Ich persönlich mag *meine* Penne ganz un-italienisch und weich!

Nur wenig gegarte Nahrungsmittel sind daher am schwersten zu verdauen und am wenigsten rasend. Und was ist das zum Beispiel? Alles kurz Gegarte! Und du musst dich nicht von Rohkost ernähren. Es ist nur gut zu wissen, dass man überleben und kerngesund sein kann, wenn man kein Lagerfeuer in Gang bekommt!

Früchte und Gemüse verhalten sich weniger rasend, wenn sie frisch gegessen werden, nicht noch drei Tage herumliegen. Eine gelbe Banane mit leichtem Grünschimmer ist weniger rasend als eine gelbe Banane mit Leopardenmuster.

Das liegt daran, dass Obst und Gemüse Substanzen enthalten, die den eigenen Zucker abbauen (der meiste Zucker ist in Früchten). Wir wissen mittlerweile auch, dass dieser Reifeprozess mit der Ernte beginnt. Sie beginnen, sich selbst zu verdauen. Fein.

Wenn der Zucker schon zerlegt ist, bleibt uns nicht so viel zu tun. Daher verhält sich reifes Obst und Gemüse im Körper rasender. Das ist schwer zu messen, aber gut zu wissen. Wenn du die Möglichkeit hast, solltest du dich also für frisches Obst und Gemüse entscheiden.

Das war nun wohl ein großer Brocken für dich, den du erst verdauen musst. Vielleicht möchtest du das Buch am liebsten weglegen oder selber rasen! Das Verstehen der Zusammenhänge ist wichtig. Ansonsten musst du dein Leben lang Diätbücher lesen, anstatt zu leben.

KURZ UND KNACKIG ...

OMG 6 Rasende Carbs verursachen massive Panik in deinem Inneren.

OMG 5 Sie lassen das Insulin hochschnellen und hoch bleiben.

OMG 4 Dadurch kannst du ewig kein Körperfett verbrennen.

OMG 3 Rasende Carbs erhöhen die Dopaminausschüttung und machen dich so abhängig.

OMG 2 Flüssige Carbs, ballaststoffarme Carbs und übermäßig gegarte Carbs sind rasend.

OMG 1 Industriell erzeugte Zucker sind die häufigsten rasenden Carbs in unserer Ernährung.

OMG ! **Hüte dich vor Lebensmitteln mit »-ose« unter den ersten drei Zutaten!**

Süß und tödlich

Für uns ist Obst automatisch gesund. Kaum ein Experte, kaum ein Konsument würde dem widersprechen. Obst enthält Vitamine, Mineralstoffe, Ballaststoffe, noch unentdeckte sekundäre Pflanzenstoffe, und es schmeckt gut!

War's das, sind Früchte die personifizierte Unschuld? Nicht wirklich. Wenn du Fett abbauen möchtest, kann Obst tückisch sein! Seine legendären Antioxidantien (Substanzen, die verhindern, dass wir oxidieren, sozusagen »rosten«, also altern!) und seine Natürlichkeit stehen außer Frage.

Lass dich nicht von diesen verführerischen »*alles Natürliche ist gut*«-Klängen täuschen. Auch Hagelkörner sind natürlich! Manche Früchte können ziemlich viel von einem als **Fruktose** oder **Fruchtzucker** bezeichneten Zucker enthalten. Und **Fruktose kann Chaos hervorrufen.**

Obstkalorien entgehen deinem Radar

Obst steigert deinen Appetit. Diese Aussage wirkt merkwürdig. Besonders wenn du dich an dein letztes Stück noch erinnerst, das dich für ein Weilchen zufriedenstellte. Doch generell lässt Obst, besonders Früchte mit hohem Fruktosegehalt, den Appetit verrücktspielen.

Es erhöht nicht *direkt* den Appetit, sondern es hindert unseren

Freund Leptin an der Ausführung seiner Aufgabe. Falls du es nicht mehr weißt, Leptin ist die Füllstandsanzeige, die uns sagt, wann wir zu essen aufhören sollen. Früchte mit viel Fruktose *hindern* Leptin daran.

Auch wenn du Mahlzeiten isst, die normalerweise gut für die Leptinausschüttung sind, blockiert Fruktose die Satt-Meldung ans Gehirn. Es ist, als würde sich Fruktose über den Mund des Leptin legen und dafür sorgen, dass dieses nicht sprechen kann. Wie hinterhältig!

Die meisten Kalorien erhöhen den Leptinspiegel. Je mehr du isst, desto mehr steigt das Leptin, und desto rascher wird der Appetit abgeschaltet. So *soll* das zumindest funktionieren. Aber **Obst erhöht das Leptin überhaupt nicht.** Handelt es sich bei den Vitaminbombern um Tarnkappenfrüchte?

Wenn du also Obst zu einer Mahlzeit isst, erhöhst du die Kalorienzahl, ohne dass Leptin das *sehen* kann. Würden die Kalorien nicht von Fruktose stammen, könnte Leptin vielleicht registrieren, dass du genug gegessen hast. Doch bei Obst gelingt das nicht.

Dieses Doppelpack aus heimlichen Kalorien und blockierter Appetitregelung ist gefährlich. Von »Obst als idealer Zwischenmahlzeit« wollen wir erst gar nicht anfangen! Aber das ist noch nicht alles.

Obst hemmt die Insulinwirkung

Der Zucker in Obst, Fruktose, macht dem Insulin das Leben schwer. Du weißt, Insulin holt die Carbs aus dem Blut und befördert sie in Muskel- oder Fettzellen. Fruktose verhindert, dass Muskeln oder Leber zu viele Kohlenhydrate aufnehmen. Wohin gehen die Kalorien also?

Fettzellen. Diese sind ein Motel mit Neonschild, auf dem immer steht: »Zimmer frei!« Fruktose hindert die Muskeln daran, ihre normale Schwammwirkung auszuüben, und schanzt die Kalorien stattdessen den Fettzellen zu. Fies. **Ein Beweis, dass die Natur Obst als besondere Leckerei ansah.**

Unsere Leber, in der die Fruktose verarbeitet wird, schafft nur etwa 200 Kalorien von dem Zeug pro Tag, besonders während einer Diät. Das ist nicht viel. Ich sage nicht, du müsstest Obst gänzlich meiden, sei bloß vorsichtig.

Was ist vorsichtig? Besonders schlau ist es, Früchte mit wenig Fruktose auszuwählen. Fruchtsäfte sind schlimmer als Stückobst, weil du in *Getränken* wesentlich leichter mehr Fruktose aufnehmen kannst als durch *Essen*, das bedeutet mehr *nicht registrierte* Kalorien.

Der neue Trend zu hausgemachten Mixgetränken und fertig erhältlichen Versionen aus dem Kühlregal lässt eine große Zahl gesundheitsbewusster Menschen *dick* bleiben. Diese Säfte mögen voller Nährstoffe sein, doch den unschuldigen Smoothie gibt es nicht!

Ich schlage für jede Stufe des Plans eine eigene Obstmenge vor, und das nur zu den Mahlzeiten. Sieh im Abschnitt **Fruchtwechsel** nach und variiere die Obstsorten, damit du über diese sechs Wochen und danach eine Auswahl an gesunden Nährstoffen erhältst. **Du *musst* kein Obst essen.**

Wir wollen fair sein, Obst ist nicht die einzige Fruktose-Quelle. Wo immer du Fruktose siehst, solltest du an all das denken. Obst wurde extra erwähnt, weil es diesen Ruf des unantastbaren Wohltäters hat, der nicht ganz den Tatsachen entspricht.

Glukose-Fruktose-Sirup

Wenn wir schon dabei sind, ist es nur logisch, auch den zu erwähnen. Kein Nahrungsmittel, das man einmal verzehrt, wirkt sofort schädlich, doch manche sind beinahe eine Farce. **Glukose-Fruktose-Sirup** ist eine Farce. Neben diesem Zeug wirkt Obst wieder ziemlich unschuldig!

Dieser Sirup wird aus Mais hergestellt, mehr als die *Hälfte* seiner Kalorien stammen aus Fruktose. **Glukose-Fruktose-Sirup** wird mittlerweile für die unterschiedlichsten Lebensmittel verwendet, für Suppen, Joghurts, Brote, Zerealien und Frühstücksriegel. Auch für »gesunde« Nahrungsmittel.

Aber eine ganz wichtige Rolle spielt er (abgesehen von deinem Po) in Erfrischungsgetränken, wie Cola, Limonaden und Energy-Drinks. Er verleiht den Produkten *extreme Süße* und verursacht, wie du bereits vermuten wirst, absolutes *Chaos* in deinem Inneren.

Seine Kalorien werden nicht registriert, er verhindert, dass über andere Kalorien gesprochen wird (das heißt, er blockiert die Satt-Meldung ans Gehirn), und er reduziert die Aufnahme überschüssiger Kalorien in die Muskeln. Wenn du rasch abnehmen möchtest, meide ihn nach Möglichkeit.

Ja, es *gibt* Menschen, die *überhaupt keinen* Unterschied merken, wenn sie Obst essen oder Glukose-Fruktose-Sirup in großen Mengen konsumieren. Aber du brauchst besonders glückliche Erbanlagen oder die nötige Härte, um nicht zu viel zu essen, wenn du mit Fruktose auf Du und Du bleibst.

Wie auch immer, einfacher ist es vermutlich, dich an die hier erteilten Ratschläge zu halten, oder zumindest Obst realistisch einzuschätzen. Wie bei vielen Dingen kannst du die tatsächlichen Auswirkungen nur herausfinden, wenn du etwas ausprobierst und scharf beobachtest.

Empfehlungen für die Obstschale

- **WAVE** — bis zu 3 Früchte pro Tag (eine pro Mahlzeit, aber idealerweise *keine* in Mahlzeit 3)

- **BLAZE** — bis zu 2 Früchte pro Tag (je eine in Mahlzeit 1 und 2)

- **QUAKE** — bis zu 1 Frucht pro Tag (eine in Mahlzeit 1)

Iss Obst stets am Ende der Mahlzeit, damit Leptin erfassen kann, wie viele Kalorien du bereits zu dir genommen hast. Und meide nach Möglichkeit Obst in Mahlzeit 3, damit deine Füllstandsanzeige (Leptin) nicht so kurz vor dem Schlafengehen außer Gefecht gesetzt wird.

- *Früchte mit geringem Fruktosegehalt* (erste Wahl): Avocados, Blaubeeren, Grapefruits, Guaven, Zitronen, Limonen, Ananas, Pflaumen, Erdbeeren und Tomaten (sie sind Früchte!).

- *Früchte mit hohem Fruktosegehalt* (nicht zu häufig): Alle getrockneten Früchte, wie Aprikosen, Datteln, Feigen, Mangos, Papayas, Pfirsiche, Birnen, Pflaumen, Rosinen, *Schwarze Korinthen* (oder Korinthen!).

- *Früchte mit mittelhohem Fruktosegehalt* (sobald du deinen idealen Körper hast): Früchte, die in den ersten beiden Kategorien nicht erwähnt werden, gehören wahrscheinlich hierher. Versuche in deinen sechs Wochen aus der ersten Liste (wenn du das Liste nennen willst!) zu wählen und einiges aus dieser. Meide die anderen, bis du superschlank bist.

KURZ UND KNACKIG ...

OMG 6 Obst ist gesund, weil es Ballaststoffe und viele Nährstoffe enthält.

OMG 5 Obst enthält aber auch einen Einfachzucker mit der Bezeichnung Fruktose.

OMG 4 Fruktose hindert Leptin an der Regulierung unseres Appetits.

OMG 3 Fruktose verschlechtert die Kohlenhydrataufnahme in die Muskeln.

OMG 2 Wenn Carbs von Fettzellen geschluckt werden, wirst du schwerer werden.

OMG 1 Wähle nach Möglichkeit Früchte mit wenig Fruktose.

OMG ! **Iss bis zu drei Stück Obst pro Tag und nur zu den Mahlzeiten!**

Kohlenhydrate – kurz und bündig

Kurze Kohlenhydrate? Womit wir wieder beim Thema wären … In diesem kurzen Kapitel wollen wir alles zusammenfassen, was du bisher über Carbs gelernt oder nicht gelernt hast. Ein Redakteur würde vielleicht sagen, dieses Kapitel wiederholt bloß und ist überflüssig. So ein Redakteur wäre eine glatte Fehlbesetzung!

1. Iss nicht zu viele Carbs

Merk dir zumindest das. Carbs provozieren die Insulinausschüttung, und Insulin stoppt die Fettverbrennung. Fertig. Halte Carbs für sechs Wochen unter diesen Limits. Kohlenhydrate in Gemüse zählen nicht. Unterschreite die Limits, wann immer du kannst:

- **WAVE** – bis zu **120 Gramm** pro Tag
- **BLAZE** – bis zu **90 Gramm** pro Tag
- **QUAKE** – bis zu **60 Gramm** pro Tag

Wenn du nicht weiterweißt und unsicher bist, wie viele Carbs deine Portion enthält, denk an das »Handy«. Das heißt also zwei iPhones oder Blackberrys nebeneinander und zwei weitere oben drauf. Das ist eine Faustregel. Nicht mehr essen. Und nicht die Handys essen. SMS schreiben würde dadurch schwieriger.

2. Meide die Rasanten und Rasenden

Rasante Carbs sind leicht zu essende Carbs. Sie lassen dich deine Tagesmenge überschreiten. Rasende Carbs lassen deinen Blutzucker superhoch ansteigen. Insulin schießt in die Höhe und blockiert so den Fettabbau für Stunden. Sie erhöhen auch die Dopaminausschüttung und machen dich so zum »Carb-Süchtigen«.

Flüssige Kohlenhydrate sind rasant und rasend. Schütte sie weg! Ballaststoffarme Carbs sind leicht zu essen und zu verdauen. Meide sie. Nahrungsmittel mit Zucker unter den ersten drei Zutaten sind keine Nahrungsmittel! Meide sie. Wenn unter den Zutaten die Silbe »-ose« erscheint, leg das weg!

Gut gemacht! Es gibt immer noch anderes, doch **wenn du es schaffst, diese Carbs-Basics zu verstehen und anzuwenden, hast du einen großen Schritt in Richtung »Schlankhausen« gemacht.** Ach übrigens, solltest du es schon vergessen haben ...

KURZ UND KNACKIG...

OMG 6 Diäten mit null Carbs sind Quatsch, ebenso Diäten mit normalem Kohlenhydratanteil.

OMG 5 Wenig Carbs machen eine ganztägige Körperfettverbrennung möglich.

OMG 4 Meide rasante Carbs, die dich leichter über deine Tagesmenge für Carbs hinaus bringen.

OMG 3 Meide rasende Carbs, die die Fettverbrennung blockieren und dich abhängig von Nahrungsmitteln machen.

OMG 2 Als Faustregel, iss nicht mehr als vier iPhones oder Blackberrys.

OMG 1 Die Carbs aus Gemüse zählen nicht.

OMG ! **Probiere einfach aus, ob du es schaffst, unter 120 Gramm Carbs insgesamt zu kommen!**

Dicke Lügen

Wir sind zu sehr auf das Wort »low« fixiert. Natürlich sind niedrige Preise, wenig Stress und wenig Energie aufregende Themen – um nur einige zu nennen. Aber dann gibt es noch das »low«, das alle anderen in den Schatten stellt: **low-fat**, fettarm. Wie kann so ein kleines Wort so eine große Reaktion hervorrufen!

Ist dieses eine »low« denn wirklich so bedeutend? Nein! Warum macht »low-fat« uns dann glücklich? Weil wir hereingelegt wurden! Nahrungsmittelhersteller, die groß absahnen wollen, setzen auf zweierlei: kluges Marketing und grob vereinfachte Wissenschaft. Wie?

Für den Großteil der Menschheitsgeschichte wurde Nahrungsfett von uns weder gehasst noch gemieden. Es war einfach Teil der Nahrung und fertig. Und während *all* dieser Zeit waren die meisten Menschen definitiv schlank. Nahrungsfett gehörte einfach dazu. Fett war geil!

Die Menschen waren nicht nur deshalb schlank, weil »man sich damals mehr bewegte«. Studien zeigen, dass der Unterschied zu heute gar nicht so groß ist. Geh doch mal in ein Fitnessstudio, *glaub mir*, dort siehst du sehr viele Energiebündel, die dennoch sehr dick sind.

In den 1960ern passierte etwas. Die Zahl der Menschen, die an Herzinfarkten starben, begann immer weiter zu steigen. Die Wissenschaft forschte nach. Ziemlich bald erklärte man das Problem für gelöst: Wir aßen zu viel Fett. Und die Lösung? Unser Wundermittel: Fett weglassen.

Aber **sie irrten sich.** Am Ende des Zweiten Weltkriegs waren jede Menge Chemikalien übrig, Chemikalien, die normalerweise für die Herstellung von Bomben und anderen Sprengmitteln verwendet werden. Da die Wirtschaft darniederlag, war Verschwendung das absolut Letzte.

Also gelangten die Chemikalien letztlich in die Hände von Bauern, denen auffiel, dass die Pflanzen auf ihren Feldern rascher wuchsen und kräftiger waren, wenn sie das Zeug in den Boden einbrachten. Das, meine Lieben, war die **Geburtsstunde des Kunstdüngers.** Und wie haben wir gedüngt, unzählige Felder voller Carbs!

Als der Krieg vorüber war und alle zum Feiern aufgelegt waren, aßen wir mehr als je zuvor. Gleichzeitig tauchte ein wichtiger Gefährte der Lebensmittel auf. Das Farbfernsehen! Und mit dem Fernsehen kam die Fernsehwerbung, die alles Mögliche an den Mann (und die Frau) brachte. Und was kauften wir wohl? Es hat fünf Buchstaben und beginnt mit »C«.

Wir kauften Brot, Zerealien, Erfrischungsgetränke, Kekse, Kuchen, Fertiggerichte und sogar Nahrungsmittel, die die meisten von uns noch nie gegessen hatten (wie Reis und exotische Früchte). Die Menge von Kohlenhydraten in unserer Ernährung schnellte hoch und blieb bis heute oben!

Carbs sollten sexy aussehen, gesund aussehen, spannend und frisch wirken. In dieser Zeit entstanden einige der berühmtesten Werbefilme der Geschichte. Heimlich, still und leise wurden die Menschen von all den Carbs dick, und das erhöhte *tatsächlich* die Herzerkrankungen.

Rückblickend könnte man sagen, die Wissenschaftler taten, was logisch war, und sie standen unter Druck, einen Schuldigen zu finden. Vielleicht. Doch in Wahrheit hielt über die Protein- und Carb-Industrie jemand seine schützende Hand. **Das Fett hatte keine Freunde.**

Ohne jeden Beistand verwandelte sich das arme alte Fett also in einen Bösewicht. Auch heute büßt das Fett noch für ein Verbrechen, das es nie begangen hatte! Das ist unfair, denn viele moderne Forschungsergebnisse beweisen, dass Fett die ganze Zeit unschuldig war.

Als die Wissenschaft vorschlug, wir »*sollten* das Fett reduzieren«, und als die TV-Werbung den Carb-Absatz förderte, passierte das Offensichtliche. **Die »low-fat«-Welle begann.** Aber wie wird ein fettarmes Produkt nun wirklich hergestellt? Man lässt einfach das Fett weg?

Das wäre logisch. Aber man kann nicht *nur* das Fett weglassen. Würde man bei so einem Produkt einfach etwas weglassen, blieben nur noch winzige Mengen übrig! Man könnte wieder etwas Wasser zufügen. Damit bleibt es groß und schwer, aber zu viel Wasser verdünnt den Geschmack.

Was bleibt dann noch? Man könnte Protein zufügen. Aber Protein ist teuer, es hält sich nicht lange, und es *hindert* die Konsumenten am Überessen. Das möchte keine profitable Firma riskieren!

Bleibt nur eines. Lass das Fett weg und ersetze es durch Carbs. Carbs sind billig anzubauen (dank der zufälligen Entdeckung des Düngers nach dem Zweiten Weltkrieg), sie halten sich ewig lang, und das Wichtigste: Sie machen sehr stark abhängig.

Carb Dealer

Carbs sind die Diamanten der natürlichen Nahrung. Und ich meine nicht, dass sie »a girl's best friend« – der beste Freund eines Mädchens sind! Ich will damit sagen, dass sie selten sind. Wenn wir solch seltene Leckerbissen essen, führt das zur Ausschüttung einer Substanz im Gehirn, die Wohlgefühl erzeugt. Dopamin. Ja *hallo*, wir kennen uns schon.

Hier könnte man Mutter Natur schon beinahe als boshaft bezeichnen. Sie verteilte auf der ganzen Erde winzige Mengen sehr süchtig machender, Drogen-ähnlicher Substanzen. Wir nennen diese Drogen *Carbs*. Junge, Junge, und wie sich diese Carbs an der Anti-Drogen-Kampagne vorbeischmuggelten!

In kleinen Mengen, zur richtigen Zeit, sind Carbs okay. Leider sind wir zu Carb-Opfern geworden, weil wir sie mittlerweile so effizient in riesigen Mengen produzieren können. Wir sind die Carb-Süchtigen, die Nahrungsmittelproduzenten die Carb-Dealer!

Denk dir bloß, nun hätte ich beinahe unseren alten Freund, das Fett, vergessen. Fett kann unappetitlich aussehen, sich unangenehm anfühlen und auch so schmecken, aber Fett ist kein Bösewicht. **Wenn du weniger Kohlenhydrate zu dir nimmst, wird das Fett von deinem Teller hauptsächlich zur Energiegewinnung herangezogen.** Wirklich. Indianerehrenwort.

Wenn du auf Fettvermeidung fixiert bist, wählst du automatisch Lebensmittel, die viele Carbs enthalten. Und viele Carbs *machen* dich dick. Fast alle modernen Lebensmittel, die als »low-fat« vermarktet werden, enthalten sehr viele Kohlenhydrate.

Schlag dir *ab sofort* die »low-fat«-Idee aus dem Kopf. Die schlimmsten Produkte sind meist jene, die als »zu 99 Prozent fettfrei« oder so angepriesen werden. Wenn du *solche* Prozentsätze siehst, kann das *nur* bedeuten, dass der Anteil an etwas anderem sehr hoch ist. Erraten!

Einige jener zu 99 Prozent fettfreien Produkte enthalten nahezu 99 Prozent Kohlenhydrate! Und das ist eine unglaubliche »Leistung« der heutigen Wissenschaft. In der Natur kommen solche Werte kaum vor. **Der überwiegende Teil unserer fettarmen Produkte ist schlichtweg unnatürlich.**

Peter Pan: der wirkliche Bösewicht

Es gibt eine Art von Fett, die *tatsächlich* böse ist. Es kommt in der Natur nicht vor, wohl aber im Laden. Das sind die sogenannten **Transfette** (denk einfach an Draculas Heimat, *Transsylvanien*). Sie werden auch als **gehärtete oder hydrogenisierte Fette** bezeichnet und sind in vielen Backwaren wie Kuchen und Keksen enthalten.

Vor deren Erfindung stellten wir Kekse und dergleichen mit Butter oder anderen tierischen Fetten her. Dadurch waren sie natürlich nicht sehr lange haltbar. Nach einigen Wochen Lagerung reagieren natürliche Fette gerne mit Luft und schmecken dann ranzig.

Einigen völlig unnötigen Wissenschaftlern verdanken wir eine böse »Lösung« dafür. Sie fanden heraus, dass sie ein modernes, unbegrenzt haltbares Fett erzeugen konnten, wenn sie das Öl aus Pflanzensamen pressten und mit Wasserstoffatomen beschossen. *Peter Pan*-Fette!

Diese Fette verursachen Probleme für unser Herz, stören vermutlich den Insulinhaushalt und könnten sogar einige Krebsarten begünstigen. Die WHO (Weltgesundheitsorganisation) empfiehlt uns, aus diesen nicht mehr als ein Prozent unserer Kalorien zu beziehen.

Anders gesagt, *iss sie nicht*. Das eine Prozent kommt daher, dass der WHO klar ist, diese Fette sind überall, sie wegzulassen ist nahezu unmöglich. Ich kenne die Forschungen, und ich empfehle dir: **meide Transfette/gehärtete Fette vollständig, wenn du sie entdeckst.**

Sie werden in den meisten Ländern in der Zutatenliste angegeben, wenn du sie siehst, *nimm die Beine in die Hand*. Sie haben keine positive Wirkung im menschlichen Körper, es gibt zu dem gewünschten immer ein alternatives Produkt, das sie *nicht* enthält. Meide *Peter Pan* ab sofort!

Die geilen Fette!

Bisher sind die Fette hier nicht gut weggekommen. Wir wissen nun, dass sie eines Verbrechens bezichtigt wurden, das sie nicht begangen hatten, und daher seit den 1960ern inhaftiert sind. Und wir kennen die echten Bösewichte, Carbs, die immer noch frei herumlaufen.

Wir stellten fest, dass das Nahrungsfett einfach zur Energiegewinnung verwendet wird, wenn du ganz allgemein weniger Kohlenhydrate isst. Und schließlich hörten wir von dem einen Fett, *Peter Pan*-Fett, das niemals altert, toxisch ist und ausgerottet werden muss.

Ein kleines Stückchen fehlt noch in dieser Geschichte. Die Guten unter den Fetten! Es gibt zwei Fettbrüder, die für unsere Gesundheit wichtig sind, sie können uns sogar helfen, Körperfett *abzubauen*. Diese Fette sind so nützlich, dass man sie sogar als *essenziell* bezeichnen könnte. Und genau das sind sie.

Die Geh-nicht-ohne-sie-weg-Fette

Sie heißen tatsächlich **essenzielle Fettsäuren**. Hauptsächlich deswegen, weil du stirbst, wenn du sie nie aufnimmst. Aber warum? Unser Gehirn besteht zu einem großen Teil aus Fett, besonders aus diesen Fetten. Ebenso die Wände von Millionen unserer Zellen. Kein Hirn, keine Zellen? Wir wären hirnlos!

Diese Fette reduzieren auch die Entzündung im Körper, begünstigen die Entwicklung des Sehens und könnten sogar die Intelligenz fördern. Ich sehe, wie du brav nickst, aber insgeheim losschreien möchtest: »Ja, gut, aber verbessern sie mein Aussehen?«

Ja. Sie wirken zweifach cool. Erstens sorgen sie für eine gute Insulinfunktion. Sie veranlassen nämlich, dass die Muskelzellen gut mit Insulin *zusammenarbeiten*, so dass sie überschüssige Carbs aus dem Blut aufnehmen.

Das erhöht die Insulinempfindlichkeit. Stell es dir so vor. Wenn Carbs an die Tür des Muskels klopfen und dieser abweisend (also nicht empfindlich) reagiert, werden die Carbs verärgert sein und bei deinem Körperfett anklopfen. Und *dort* werden sie sehr freundlich empfangen: »Bei uns im *Fett-Stübchen* ist immer Platz, komm nur herein!«

Wenn du weiterhin Carbs in deinen Fettzellen verstaust und ihnen nachgibst, wirst du fett, und zwar schnell. Überschüssige Carbs sollten im Blut unterwegs sein, *in* Muskeln aufgenommen und dort bis zu ihrer Verwendung gespeichert werden. **Essenzielle Fettsäuren machen Muskeln attraktiv.** Iss sie.

Die Überbringer

Essenzielle Fette helfen noch in anderer Weise, und zwar mit dem Appetit. Erinnerst du dich an Leptin? Das ist die Substanz, die meldet, wenn du satt bist. Nun, essenzielle Fettsäuren sorgen dafür, dass Leptin ins Gehirn vordringen kann. Essenzielle Fette begleiten Leptin täglich zur Arbeit.

Wer sich kohlenhydratreich ernährt, erhält meist wenig essenzielles Fett. Und aus diesem Grund funktioniert das Leptin (das wichtigste Element in der Appetitsteuerung) nicht. Du kannst nun erkennen, dass essenzielle Fette für OMGs essenziell sind.

Klug wäre, essenzielle Fette so oft wie möglich aufzunehmen. Das ist gar nicht so einfach, weil sie in unserer Ernährung nicht sehr oft vorkommen. Du *findest* sie in Fisch und in einigen Pflanzenölen (auch in Ergänzungspräparaten). Frauen wissen diese Quellen geschickt einzusetzen.

Die beiden Fette heißen **Omega 3** und **Omega 6**. Du brauchst davon nur geringe Mengen. Und ich spreche von Mengen, die auf einen Löffel passen. Wenn du zweimal pro Woche Fisch isst, reicht das. Fettreiche Fische wie Lachs und Forelle enthalten extra viele Omegas.

Wenn du Fisch nicht magst oder zu sehr magst, um ihn zu töten, kannst du essenzielle Fette aus Pflanzenölen erhalten. **Leinöl** enthält nennenswerte Mengen davon. Wer das Öl nicht hinunterbekommt, holt sich Kapseln (Fischöl oder vegetarisch) aus dem Reformhaus.

Diese Omegafette lohnen sich wirklich. Sie haben ganz besondere Wirkungen, die wir *gerade erst* entdecken. Solltest du davon noch nicht überzeugt sein, gib ihnen vielleicht in diesen sechs Wochen eine Chance.

Wenn du essenzielle Fette aus der Nahrung, das heißt aus Fisch, aufnimmst, dient dieser gleichzeitig als Proteinlieferant. Das ist einer der Gründe, warum Fisch im Allgemeinen ein günstiges Nahrungsmittel ist, er enthält diese beiden Nährstoffe, essenzielles Fett und essenzielles Eiweiß, und sonst nicht viel.

Essenzielle Fette aus Nahrungsmitteln
(etwa zweimal pro Woche)

- Lachs

- Makrele

- Forelle

- Sardinen

- Tunfisch

Essenzielle Fette in Ölen
(etwa zweimal pro Tag)

- Leinöl (ein Löffel voll)

Essenzielle Fette aus anderen Quellen

(einmal am Tag)

- Fischölkapseln: ein bis zwei Gramm Fischöl pro Tag

Nimm nicht mehr als zwei Gramm pro Tag, es könnte dein Immunsystem schwächen und dich krank machen. Und wenn du krank bist, suchst du Trost im Essen und entwickelst Kummerspeck!

Vegetarische Kapseln aus Algen

- DHA – 200 mg oder mehr, einmal täglich

- EPA – 100 mg oder mehr, einmal täglich

- (DHA und EPA sind meist in einem Produkt, also ziele ungefähr auf diese Mengen ab)

Ich hoffe, du bist dem Nahrungsfett nun schon etwas freundlicher gesonnen. Fürchte dich nicht davor, lass es nicht zur Obsession werden. **Zähle niemals Kalorien oder Prozent Fett.** Wenn es in einem natürlichen Lebensmittel enthalten ist und du dich nicht kohlenhydratreich ernährst, wird Fett zur Energiegewinnung herangezogen. Glaub mir.

Und ich hoffe, du bist bei »low-fat« sehr vorsichtig geworden. Begreife, dass diese Produkte meist randvoll mit Carbs und wahrscheinlich völlig unnatürlich sind. Dieses Kapitel verlangt dir viel Vertrauen ab. Gib mir eine Chance und sieh dir die Ergebnisse selbst an.

KURZ UND KNACKIG ...

OMG 6 Nahrungsfett macht dich nicht fett.

OMG 5 Vor Jahren aßen die Menschen mehr Fett und waren dennoch weitaus schlanker.

OMG 4 Fett erlangte seinen schlechten Ruf nur durch Fehler der Wissenschaft in den 1960ern.

OMG 3 Achte auf essenzielle Fette (in Fisch, Ergänzungspräparaten oder Ölen) und nimm sie häufig zu dir.

OMG 2 Vermeide *Peter Pan*-Fette gänzlich (Trans- oder gehärtet).

OMG 1 Fettarme Produkte sind sinnlos und enthalten viel zu viele dick machende Carbs.

OMG ! **Leg deine Anti-Fett-Obsession sofort ab!**

Jagen und Warten

Wenn du eine Frau bist, bist du kein Jäger. In der Urgeschichte waren die Jäger Männer. Richtig große Machos. Die Frauen machten die Höhle schön und kochten natürlich für die Männer, die nach einem langen Tag abends zurückkamen. Richtig?

Hättest du tatsächlich den ganzen Tag geduldig in einer finsteren, feuchten Höhle gewartet, selbst vor 100 000 Jahren? NEIN! Ich schätze, und damit liege ich wohl nicht weit daneben, du wärst draußen gewesen, irgendwo unterwegs und *beschäftigt*.

Dein Körper fragt nicht, ob du Lippenstift trägst oder nicht, ihn interessiert nur, ob du dich bewegst! Fett ist nicht speziell weiblich. Fett ist menschlich. Fett ist, genauer gesagt, *modern* und menschlich! Die Menschen hätten in der Vorzeit einfach nicht so gelebt wie wir heute.

Wir sprachen bereits darüber, wie wichtig Bewegung *gleich* nach dem Aufstehen ist. Wenn die Muskeln nach einer langen Pause (Schlaf) arbeiten müssen, schmilzt das Fett richtig dahin. Diese erste Bewegungsphase, Pom 1, ist *entscheidend*. Aber das ist noch nicht alles.

Jagen, jagen und wieder jagen

Wenn du dreimal am Tag isst, gibt es noch zwei Pausen zwischen den Mahlzeiten. Eine vor der zweiten und eine vor der letzten. Vielleicht weißt du noch, dass **der Körper in langen Pausen auf Fettverbrennung schaltet.** Können wir diese Pausen also nützen?

Auf jeden Fall! Es wäre widersinnig, wenn wir es nicht täten. Nun, es hätte keinen Sinn, *gleich nach* dem Essen herumzulaufen. Wenn Nahrung eintrifft, lässt der Körper keine Fettverbrennung zu. Davon hätte er nichts, und außerdem stört das die Verdauung.

Aber *einige Stunden nach* dem Essen wäre dein Blutzucker wieder abgefallen. **Zu diesem Zeitpunkt ist dein Körper reif für mehr Bewegung.** Dann wird sofort etwas Körperfett verbraucht, aber selbst das ist nicht so wichtig wie andere Vorteile.

Die Carbs verschicken

Wenn wir Carbs essen, werden sie in Glukose umgewandelt. Diese ist im Blut unterwegs und wartet auf Aufnahme. Dein Gehirn verbraucht gerne einen Teil. Genau, Denken verbraucht Carbs. Aber das hat Grenzen, glaub also nicht, du könntest dich schlank denken!

Wenn das Gehirn genug Glukose getrunken hat, was passiert dann mit dem Rest? Sie zirkuliert weiter, wartet, ob sie noch irgendwo benötigt wird. Ähnlich wie ein Hotdog-Verkäufer im Fußballstadion. Er dreht auch seine Runden. Und noch eine.

Doch Carbs können nicht auf ewig kreisen. Steile Stufen im Stadion hinuntersteigen ist ebenso gefährlich wie zu viel Glukose im Blut. Dein Körper muss sich entscheiden. Und *diese* Entscheidung macht manche Menschen schlank und hält andere dick.

Die zirkulierenden Carbs müssen ein neues Heim finden, und zwar rasch. Sie können aus zwei Möglichkeiten wählen. Muskelzellen, wo Carbs gespeichert werden und jederzeit griffbereit sind. Oder Fettzellen, wo Carbs in Fett umgewandelt und zum Teil niemals verwendet werden!

Unterschätze das nicht. Das ist vielleicht der Hauptgrund, warum manche Menschen scheinbar »alles essen« können und *dennoch* nicht dick werden. Sie werden übrige Carbs auf natürliche Weise los, indem sie sie vorübergehend in Muskeln speichern. Auch du kannst so aussehen, indem du genau nachmachst, was deren Körper tut.

Wie? Wir machen uns zum Schafhirten überschüssiger Kohlenhydrate! Und das ist wirklich einfach, wir müssen uns nur *bewegen*. **Bewegung lässt die Muskeloberflächen bereitwilliger Carbs aufnehmen.** Wenn du so willst, Bewegung verwandelt Muskeln in einen *sehr* trockenen Schwamm.

Wenn der Körper sich bewegen musste, funktioniert das Hormon Insulin hervorragend, und es hilft den Muskeln, überschüssige Carbs aufzusaugen wie ein *Hochleistungsstaubsauger* in einer sandigen Wüste.

Das wollen wir. Und was passiert, wenn du dich *überhaupt nicht* bewegst und zu viele Carbs isst? Ärgerlicherweise sind die Oberflächen von Fettzellen immer wie ein trockener Schwamm, stets bereit, fetter zu werden. Warum? Weil sich unsere Gene *ständig* Sorgen um Nahrungsmangel machen!

Die einzige Möglichkeit, diese Paranoia unseres Körpers zu überwinden, ist Bewegung. Das sendet eine Botschaft an deinen Körper: »Hey, ich bin ein aktiver Mensch, ich werde diese Carbs sehr bald verwenden, *wage* es also nicht, mich dick zu machen!« **Bewegung** macht Muskelzellen *besser* als Fettzellen im Aufnehmen von Kohlenhydraten.

Dieser ganze Vorgang ist die **Jagd**. Bewege deinen Körper, da draußen in der Wildnis, auf der Suche nach Nahrung. Unsere Gene mögen 2 000 000 Jahre alt sein, sie wissen aber noch sehr gut, woher sie kommen! **Du jagst, und dein Körper *kommt in Schwung*.**

Augenblick

Bewegung dreht also den Spieß um und verhindert, dass diese gierigen Fettzellen weiter Carbs schlingen und in noch mehr Fettzellen verwandeln. Aber es kommt noch besser. Du musst bloß einen Augenblick **warten**. Nun, einige Augenblicke.

Wenn er sich bewegt hat, wartet dein Körper nun ab, bereit auch eine Extrascheibe Brot aufzunehmen, der du nicht widerstehen *konntest*! Aber das Brot kommt nicht. Der Körper wundert sich. Er fragt sich: »Nun waren wir jagen, wir müssen doch etwas erlegt haben?«

Je länger du wartest, desto mehr gerät der Körper in Panik. Vielleicht denkt er, die anderen Jäger hätten sich mit deiner Beute (wie Löwe, Dinosaurier, Pasta) davongemacht. Genau diese Panik ist das Magische! Sie veranlasst noch an Ort und Stelle, dass deine Muskeln Hilfe erhalten.

Je länger du nach der Bewegung wartest, desto länger verbrennt dein Körper Fett und desto länger bleibt er in Panikstimmung. Er denkt sich, dass übrige Carbs, die dein Gehirn nicht braucht, in Vorbereitung auf eine weitere Jagd in den Muskeln gespeichert werden müssen.

Dazu produziert er alle möglichen **Enzyme.** Das sind Substanzen, die Vorgänge beschleunigen. In diesem Fall ist es ein Enzym, das mithilft, überschüssige Carbs in die Muskeln zu bekommen. Es heißt **Glykogensynthase.** Namen sind Grabsteine, Baby, also vergiss es!

Du musst dir nur merken, dass die Zeit nach der »Jagd« für dich arbeitet. Gleichzeitig wartet aber auch dein alter Freund, das Insulin, verzweifelt auf Nahrung aus dem Blut, die in die Zellen geschaufelt werden kann, welche bereits dringenden Bedarf melden.

Vielleicht denken einige nun, es wäre gut, viele Stunden zu warten. Nö. Wenn dein Körper *sehr* lange keine Nahrung erhält, beginnt er eventuell, dich aufzuessen. Keine Panik, du beginnst dich nicht einfach aufzulösen wie die Hexe im *Zauberer von Oz*!

Aber Hungern führt allmählich zu Muskelabbau. Kleine Stücke werden abgeschnitten und an deine Leber geschickt, die sie widerwillig in Energie verwandelt. **Ein solcher Muskelverlust macht dich schwach und träge.** Auf diese Weise verhindert dein Körper, dass du dich noch mehr in Schwierigkeiten bringst.

Wir müssen also **jagen** (uns bewegen), und wir müssen **warten** (warten!), *ein Weilchen.* Die Frage ist nur, wie lange? 15 Minuten ist die »Mindestjagdzeit«. Sie zwingt deinen Körper, Notiz davon zu nehmen.

Und etwa 15 Minuten ist die Mindestzeit, die du warten musst, damit der »Zähler weiterläuft«. Dann produziert dein Körper mehr Enzyme, welche die Muskeln zur Aufnahme von Kohlenhydraten nach einer Mahlzeit anregen (und diesen arroganten Fettzellen das Maul stopfen!).

Wie du deine Pom-Poms einsetzt

Jeder kann von den chemischen Veränderungen profitieren, die sich aus diesem Doppeltrick mit Jagen und Abwarten ergeben. Hier sind die Mindestwerte für jede Gruppe. Allen gemeinsam ist die Einheit vor der letzten Mahlzeit, **Pom 3, sie besteht aus 15 Minuten Jagd,** *gefolgt* **von 15 Minuten Wartezeit.**

Damit das auch funktioniert, wählst du am besten eine Form der Bewegung, bei der du auch leicht bleiben kannst. Für die meisten Menschen ist das nicht der Gang ins Fitnessstudio. Du könntest Trainingsgeräte für zu Hause einsetzen, wenn du möchtest, aber auch ein einfacher, rascher Spaziergang erfüllt seinen Zweck.

WAVE

- Pom 2 (vor Mahlzeit 2) 15 Minuten Jagd, 15 Minuten warten
- Pom 3 (vor Mahlzeit 3) 15 Minuten Jagd, 15 Minuten warten

BLAZE

- Pom 2 (vor Mahlzeit 2) 15 Minuten Jagd, 30 Minuten warten
- Pom 3 (vor Mahlzeit 3) 15 Minuten Jagd, 15 Minuten warten

QUAKE

- Pom 2 (vor Mahlzeit 2) 30 Minuten Jagd, 30 Minuten warten
- Pom 3 (vor Mahlzeit 3) 15 Minuten Jagd, 15 Minuten warten

Du musst dir unbedingt klarmachen, dass **das Jagen und das Warten gleich wichtig sind.** Alle beide zwingen den Körper, die Art und

Weise zu ändern, wie er bisher auf Nahrung reagierte. Innerhalb einer Woche wird das deine gesamte *Körperchemie* anregen.

Das soll keine Lizenz zum Leeressen des Kühlschranks sein, aber solche kleinen Umstellungen im Timing helfen deinem Körper, so zu arbeiten, wie ursprünglich vorgesehen. **Jagen und warten sind Teil *deiner* uralten DNA,** indem du das ausnützt, kannst du ernsthaft wünschenswerte körperliche Veränderungen herbeiführen.

Die Gesamtmenge der in diesen Einheiten verbrauchten Kalorien *ist nicht* das Wichtigste, wenngleich Kalorienverbrauch immer hilfreich ist. Das besondere Timing dreht die chemische und biologische Uhr in deinem Körper um 2 000 000 Geburtstage zurück.

Würdest du Pom 1, Pom 2 und Pom 3 zu einem superlangen Workout zusammenlegen, wäre die Wirkung nicht so groß wie bei drei Einheiten. Du würdest insgesamt ähnlich viele Kalorien verbrennen, doch die Veränderungen in deiner Biochemie wären nicht annähernd so wirksam.

Und **für viele, die abends die schlimmsten Dinge futtern, ist Pom 3 die Lebensrettung.** Sie gibt deinem Körper eine reelle Chance, Nährstoffe zu ergattern und unnötiges Zeug an den richtigen Platz zu verweisen (Carbs in die Muskel-, nicht die Fettzellen).

Lauf, Forrest, lauf

Jede Form der Jagd (Bewegung) hilft dir, schlank zu werden. Im Abschnitt Bewegung sprachen wir bereits über die Planung der Einheiten. Für die meisten von euch geht es bei der morgendlichen Pom 1 nur um das Erreichen der angestrebten Zeit und das anschließende Warten.

Diese erste Einheit sollte am besten einer Bewegungsform gewidmet sein, die möglichst viele Muskeln beansprucht, damit du nach dem Schlaf maximale Kalorien verbrennst. Doch die anderen beiden Einheiten kannst du ruhig entspannter angehen. Wie?

Indem du dich in einer Weise bewegst, die dir wirklich Spaß macht, so dass du im Idealfall nicht einmal merkst, dass du eine Bewegungseinheit absolvierst. Wenn sie sich vom Morgen unterscheidet, wird es auch nicht so leicht langweilig. Du weißt, **Bewegung *ist*, was sie *ist*.**

Wenn du nun schlanker wirst, verspürst du möglicherweise neue Energien, die du niemals für möglich gehalten hast. Wenn sich dieses aufregende Gefühl breitmacht und gelebt werden will, lass ihm freien Lauf! Bei einigen könnte dies bedeuten, dass sie sich intensiveren Bewegungsformen zuwenden.

Auch ist der Körper bis zum Nachmittag oder Abend besser aufgewärmt als früher am Tag. Die Lungen füllen sich außerdem besser mit Luft. Pom 1 scheint dein ganzes System warmlaufen zu lassen. Du wirst eine *Lockerheit* verspüren.

Wenn du also draußen unterwegs bist und eine bisher unbekannte Portion an Energie verspürst, dann nütze die Portion! Dein Körper passt sich einfach an deine neuen Anforderungen an. Wann immer du die Energie hast, *lauf, Forrest, lauf!* **Du solltest die Energie niemals »aufsparen«.**

KURZ UND KNACKIG ...

OMG 6 Dein Körper ist dafür gebaut, vor dem Essen zu jagen und zu warten.

OMG 5 Bewegungseinheiten sorgen dafür, dass die Muskeln überschüssige Carbs besser aufnehmen.

OMG 4 Nach den Bewegungseinheiten zu warten, fördert die Ausschüttung hilfreicher Enzyme.

OMG 3 Bewegungseinheiten helfen nicht nur, weil dabei Kalorien verbrannt werden.

OMG 2 Schon 15 Minuten Jagen und Warten setzen deine uralte DNA in Gang.

OMG 1 Alle Einheiten von Jagen und Warten sind gleich wichtig.

OMG ! **Achte darauf, vor jedem Essen zunächst zu jagen und zu warten!**

Heavy Metal einmal anders

Was weißt du über Gewichtheben? Das machen Muskel-bepackte Schwergewichte, denen du gerne zusiehst, oder? Wenn du es selber machst, würdest du auch so werden. *Falsch*, falsch und nochmals falsch! Wenn du wirklich Wert auf eine *OMG-Reaktion* legst, **musst du mit Gewichten arbeiten.**

Warum? Dafür werde ich dir zumindest fünf Top-Argumente liefern. Wenn du bereits beschlossen hast, dass du *kein* Gewichtstraining brauchst, heb den Beschluss wieder auf! Du wirst ohne einen tollen Körper erhalten. *Fantastisch* wird er jedoch nicht. Was ziehen Madame vor?

Erst größer, dann kleiner

Mit Gewichtstraining kannst du deine Maße insgesamt verringern. Klingt unwahrscheinlich, stimmt aber. Wenn du das liest, denkst du vielleicht: »Gewichte – hatten wir schon, ließen mich an Umfang zunehmen.« Mag sein, aber nur am Anfang. Wie?

Wer mit dem Gewichtstraining beginnt, baut *rasch* eine *winzige* Menge Muskelmasse auf. Nicht genug, um wie ein Olympionik auszusehen, aber doch so viel, dass man den Unterschied merkt. Gleichzeitig wird das Körperfett aber nicht so rasch abgebaut (falsche Ernährung). Du nimmst an Umfang zu!

Das ist eine vorübergehende Illusion. Stell dir vor, du betrachtest deinen Körper von oben. Und du kannst in deine Beine hineinsehen. Knochen. Um sie herum Muskeln, dann Fett und Haut.

Werden die Muskeln ein wenig größer, drücken sie den Rest nach außen und erwecken so den Eindruck, alles hätte *weit* mehr zugenommen als tatsächlich der Fall ist.

Die Gewichte aufgeben ist ein Fehler. Muskeln sind der Stoff, der dir hilft, schlank zu *werden* und zu *bleiben*, ohne zu hungern. Auch wenn die Muskelmasse schnell zunimmt, muss dir klar sein, dass der Prozess ebenso schnell wieder an Tempo verliert. Dramatisch.

Also, was soll das Getue um die Muskeln überhaupt? Sprechen wir zunächst über die Fettspeicher deines Körpers. Sie sind faul. Sie sitzen nur untätig auf der Terrasse herum! Fettspeicher verbrennen keine Kalorien. **Körperfett *sind* Kalorien.**

Ganz anders deine Muskeln. Die sind wie ein Haufen unruhiger Kinder, wollen ständig Aufmerksamkeit. Und damit meine ich, sie *brauchen* Kalorien. So viel steht außer Frage: Du kannst dich nicht bewegen, ohne einen Muskel zu bewegen, und Muskeln arbeiten mit Kalorien.

Und auch das stimmt ohne Zweifel: wenn du mehr Muskeln hast, verbrennst du mehr Kalorien. Wissenschaftler schätzen, dass jedes Kilo Muskelmasse pro Tag etwa 50 Kalorien verbraucht. Doch all diese »neuen« Erkenntnisse sind ein alter Hut und nicht entscheidend (besonders für Mädels).

Warum? Weil das wieder in den Bereich gehört, der uns hier nicht interessiert. Theorie! Mehr Muskeln *würden* mehr Kalorien verbrennen. Aber dieser Blickwinkel ist komplett falsch. Liebe Wissenschaftler, wenn ihr heimlich dieses Buch lest, seid so nett und dreht den Kopf mal zu mir herum!

Bei Frauen ist ein starker Muskelaufbau *unwahrscheinlich*. Zeitschriften, Bücher und wissenschaftliche Publikationen sind voller wohlmeinender, aber dummer Empfehlungen. Bei den meisten Frauen findet einfach kein großer Muskelaufbau statt. **Aber die meisten Frauen *verlieren* viel Muskelmasse durch Diäten.** Wissenschaftler, ihr könnt eure Köpfe wieder zurückdrehen.

Der Horror nach 28 Tagen

Wir verlieren fast bei jeder Ernährungsumstellung Muskelmasse. Jedes Kilo Muskel weniger bedeutet 100 Kalorien weniger Spielraum. »100 Kalorien?«, spottest du nun vielleicht! Und wenn du nun zweieinhalb Kilo Muskeln verlierst? Das passiert ständig.

Dann verarbeitet der Stoffwechsel pro Tag um 250 Kalorien weniger. 28 Tage später hättest du schon 7000 Kalorien *weniger* verbrannt. Genug, um ein Kilo zuzunehmen. Das ist die erschreckende Wahrheit hinter dem *toten Punkt* bei Diäten (ein eleganter Ausdruck für »ich steige nicht mehr auf diese Waage!«).

Wir kommen nur an einen toten Punkt, wenn wir etwas falsch machen. Bei den meisten **funktioniert eine Diät nur dann nicht mehr, wenn Grundprinzipien nicht eingehalten oder außer Acht gelassen werden.** Einen Verlust an Muskelmasse ignorieren die meisten, viele merken ihn gar nicht.

Jedes bisschen Muskel, das verloren geht, reduziert deine Fähig-

keit, Kalorien zu verbrennen. Und das macht deinem Körper Angst. Wir brauchen Muskeln, um in dieser Welt herumzukommen, wortwörtlich! Sobald der Körper einen Muskelverlust registriert, lässt er alles langsamer ablaufen, um sich selbst zu retten.

Die meisten Ernährungsumstellungen lassen dich Muskelmasse abbauen. Das ist schlecht. Muskeln sind dein Freund, denn sie helfen dir, Nahrung richtig einzusetzen. Erhalte dir deinen Freund und arbeite mit Gewichten!

Wenn es auch unwahrscheinlich ist, dass du zum Profi-Ringer wirst, musst du dennoch so trainieren! **Dein Ziel ist, Muskelmasse zu erhalten, während du Diät hältst,** und deinen Stoffwechsel daher maximal anzufeuern. Das erfordert sehr wenig Mühe und zahlt sich aus.

Mit Festigkeit

Sobald du Körperfett verlierst, beginnt dein Körper, fester *auszusehen*. Wenn das Fett weniger wird, kommt die Haut näher zu den Muskeln. Deine Muskeln sind in Wahrheit aber noch ziemlich unverändert.

Durch vermehrte Bewegung werden einige deiner Muskeln ein wenig fester. Aber nicht viel und nicht annähernd so fest, wie sie durch Gewichtstraining werden können. **Gewichte machen alle Muskeln fest,** fürs Ansehen *und* Anfassen!

Als die ersten Astronauten aus dem Weltraum zurückkehrten, fühlten sie sich ganz anders als erwartet. Als sie ihr Raumfahrzeug verlassen hatten, fielen sie einfach zusammen. Das war nicht bloß Freude!

Diese bestens durchtrainierten Typen waren durch ihren Aufenthalt da oben extrem schwach geworden. Warum?

Im Weltraum gibt es im Gegensatz zur Erde keine Schwerkraft. Stell dir die Schwerkraft als Druck vor, der von oben auf dich wirkt. So als würde jemand auf deine Schultern drücken. Wenn du magst, kannst du auch sagen, Schwerkraft hält dich davon ab, über hohe Gebäude zu hüpfen!

Dort oben bei unserem Mond passten sich die Muskeln und Knochen der Astronauten an ihre neue Umgebung an. Sie wurden *schwächer*. Die einfachste Art, das nachzuahmen, was im Weltraum passierte, ist, im Bett liegen und nichts tun. Und genauso testet die *NASA* ihre Raumfahrer auf so etwas!

Wenn du Diät hältst und dein Körpergewicht reduzierst, haben deine Muskeln und Knochen nicht mehr so viel Veranlassung, stark zu bleiben. Deswegen leiden leichtere Menschen oft stärker unter Knochen- und Muskelschwäche als schwerere. Auch du wirst recht bald *leichter* sein!

Gewichtstraining setzt Knochen künstlich unter Druck und macht sie folglich kräftiger. Keine Sorge, sie wachsen nicht nach außen! Sie werden im Inneren widerstandsfähiger. Kräftige Knochen sind dein ganzes Leben lang ein Vorteil und schützen dich vor Verletzungen.

Sobald es dich gibt, und ich meine, neun Monate *bevor* du das Licht der Welt erblickst, ist deine Gestalt im Wesentlichen festgelegt. Das heißt, deine Gene haben einen Plan. In diesem Plan sind die Knochenlänge und die Position all deiner Fett- und Muskelzellen enthalten.

Aber das ist nur der Anfang. **Durch Gewichtstraining kannst du deine Gestalt wirklich beeinflussen.** Es ist nicht möglich, deine Proportionen vollständig zu verändern, aber deine Erscheinung kann zweifellos ebenmäßiger werden. Und dann sieht jeder besser aus.

Carb-Hirte

Wenn du zu viele Carbs isst, schaffst du dir Probleme. Zu viele Carbs im Blut sind gefährlich. Deswegen schüttet dein Körper Insulin aus, damit der Überschuss sicher entsorgt wird. Ich weiß, dass das für dich nicht neu ist! Es gibt zwei sichere Orte.

Muskel- oder Fettzellen. Wenn deine Muskeln arbeiten, wie sie sollten, werden sie die meisten Kohlenhydrate aufsaugen und bald verwenden. Doch wenn deine Muskeln nicht gut arbeiten, gelangen alle Carbs in die Fettzellen, wo sie in noch mehr Fettzellen verwandelt werden.

Wir wollen natürlich, dass überschüssige Carbs mit den Muskelzellen gemeinsame Sache machen. Dieser Vorgang wird durch jede Art von Bewegung gefördert, aber Eisen pumpen ist nicht zu toppen. **Gewichtstraining lässt alle Muskeln ihre Aufnahme von Kohlenhydraten erhöhen.**

Nun hast du genug Gründe beisammen, um es mit dem Gewichtstraining ernsthaft zu versuchen. Sie alle erhöhen deine Chancen, einen umwerfend aussehenden Körper zu bekommen. **Auch wenn dir an den gesundheitlichen Vorteilen nichts liegt, Gewichtstraining hält den Fettabbau in Gang. Gekauft? Klasse!** Und so machst du das.

Wie oft zum Training antreten

Zuerst die gute Nachricht, besonders für jene, die an Gewichtstraining nicht einmal denken mögen. **Du musst nur etwa einmal alle zehn Tage mit Gewichten arbeiten.** Das reicht! Klingt vielleicht bizarr, aber das reicht, um die gewünschte Wirkung zu erzielen.

In Magazinen und Büchern steht oft, du müsstest dreimal *pro Woche* oder öfter komplexe Trainingseinheiten absolvieren. **Das ist nicht nötig.** Die Arbeit mit Gewichten soll hauptsächlich einer Abnahme der Muskelmasse vorbeugen. Und dazu sind bloß drei Einheiten *im Monat* erforderlich.

Und für diesen Zweck ist nur wichtig, wie *intensiv* du trainierst, nicht wie oft. Wenn du zumindest alle zehn Tage intensiv arbeitest, signalisierst du deinem Körper: »Ich brauche meine Muskeln noch.« Und dein Körper hört auf dich. Gut, *wie intensiv* ist intensiv?

Wie intensiv wird gearbeitet

Das ist wichtig. Es gibt so viele Artikel mit hübschen Bildchen, auf denen Mädels Bohnendosen stemmen. Damit lernt dein Körper nur Bohnendosen stemmen, und das unterscheidet sich wenig vom Alltag!

Mittlerweile weißt du, dass **Gewichte dich nicht zum Muskelpaket machen.** Du kannst also wirklich loslegen und ernsthaft trainieren. Wenn es ans Gewichtheben geht, wird es intensiv, wenn du etwas nur schwer öfter als zehnmal machen kannst.

Auch hier stiften die Medien wieder Verwirrung, wenn es um die ideale Anzahl der Wiederholungen geht. Sie sprechen meist von 15 oder 20 oder noch mehr. Und das ist blanker Unsinn!

Wenn du etwas 20 Mal hochheben kannst, *muss* es ziemlich leicht sein. Und damit stimulierst du deine Muskeln nicht, besonders wenn du sie nicht täglich trainierst. Und was ist mit den Behauptungen, viele Wiederholungen verbrennen viel Fett?

Nicht besser! Damit *viel* Fett verbrannt wird, muss Bewegung *viele* Muskeln einsetzen, wie zum Beispiel Gehen. Dabei werden zumindest zehn große Muskeln für *jede* Wiederholung (jeden Schritt) benötigt, das würde dann mehr als 1000 Wiederholungen pro Minute entsprechen. **20 Wiederholungen für die Fettverbrennung entsprechen zwei Schritten!**

Ein Training mit leichten Gewichten für viele Wiederholungen stimuliert deine Muskeln nicht und reicht für die direkte Fettverbrennung nicht aus. Lange zählen kannst du beim Versteckspiel! **Bei Gewichten sollen es zehn Wiederholungen oder weniger sein. Wenn zehn dir leichtfällt, steigere die Belastung.**

Wo trainierst du

Fitnessstudio ist ideal, aber keine Panik, wenn das überhaupt nicht möglich ist (es gibt vier Alternativen). Im Fitnessstudio gibt es genügend Abwechslung, damit dir nicht langweilig wird, außerdem ist das meist der Ort, wo man mit Gusto trainiert.

Es ist außerdem ungefährlich, sobald du weißt, was du tust. Es kann motivierend wirken, andere arbeiten zu sehen, besonders wenn du gewöhnlich mit Menschen zusammen bist, die dich nicht unbedingt inspirieren. Wenn dir Muskelprotze Angst machen, suche dir eine ruhige Ecke.

Du musst auch nicht Mitglied im Fitnessstudio werden, in den meisten kann man als Gast gelegentlich trainieren. Du weißt, intensives Training alle zehn Tage, also dreimal im Monat, reicht aus, um deine Muskeln über die Runden und die Fettverbrennung schön in Schwung zu bringen.

Gut, was ist nun mit jenen, die es einfach *nicht ertragen*, ins Fitnessstudio zu gehen, oder die es sich nicht leisten können beziehungsweise zu jung sind? Es gibt auch andere Möglichkeiten. Hier sind einige der besten zur Auswahl:

Zirkeltraining

Die meisten Kurse in Fitnessstudios sind viel zu harmlos! Das ist ganz nett, um sich zu erholen oder um Leute zu treffen. Doch wenn du *deine Muskeln* schützen möchtest, eignet sich eine Art von Kurs ganz besonders. **Zirkeltraining.**

Dabei sind kleine Geräte in einer Runde angeordnet, der Kursleiter erteilt Anweisungen! Oft ist auch Musik dabei, die dich in Schwung bringt. Die Bewegungen sind abwechslungsreich, was für deine Muskeln besonders gut ist.

Zirkeltraining entspricht halb einem Gewichtstraining in Eile, halb einer Runde Laufen. Diese Kombination fördert natürlich auch den

Kalorienverbrauch. Der Fortgeschrittenenkurs ist meist sehr hart, fange also weiter unten an, steigere dich, wenn du bereit bist.

Mittlerweile gibt es auch Zirkeltraining im Freien, meist in Parks und dergleichen. Das nennt sich dann »Park-Fitness« oder so ähnlich, ist aber nur gut, wenn die Muskeln intensiv trainiert werden (nicht bloß die Lunge).

Pilateskurse

Der »Fitness-Guru« Joseph Pilates war Autodidakt, das von ihm entwickelte Trainingssystem (es heißt einfach **Pilates**!) dient der Kräftigung und Beherrschung des Körpers. Es erfreut sich derzeit großer Beliebtheit und ist während einer Diät sehr nützlich, weil es das Augenmerk voll auf den Einsatz der Muskeln richtet.

Es gibt viele Richtungen, einige setzen Geräte ein, andere nur eine Matte, doch alle helfen dir, Muskelabbau vorzubeugen. Der Vorteil von Pilates ist, dass so einen Kurs meist jeder besuchen kann, auch wenn er erst zwölf Jahre alt ist.

Yoga

Für manche Menschen ist **Yoga** nicht mehr als eine harmlose Modeerscheinung, oder gar ein 5000 Jahre altes Stretching-Programm! Das mag manchmal stimmen, aber Yoga *kann* die Muskeln gehörig fordern. Damit eignet es sich bestens für unsere Zwecke.

Es gibt viele Yogarichtungen, aber damit musst du dich nicht beschäftigen. Du musst nur eine möglichst intensive Yogaform finden. Und mit intensiv meine ich eine, die deinen Muskeln das Gefühl gibt, sie wären in den Krieg gezogen und wieder zurück!

Wie bei Pilates und auch Zirkeltraining muss es bei Yoga nicht temporeich zugehen. **Wir wählen Übungen, die auf die Erhaltung unserer Muskeln abzielen.** Damit bleibt dein Stoffwechsel aktiv und du machst stetige Fortschritte.

Eine Bemerkung zu Kursen

Kurse haben einen sehr coolen Vorteil. Sie *sorgen dafür*, dass du deine Muskeln intensiv trainierst. Du musst nur hingehen, jemand wird dir »helfen«! Manchmal brauchen wir alle einen Tritt. Empfindest du einen Kurs als zu wenig fordernd, suche dir einen anderen.

Mit Kursen kannst du sehr leicht im Auge behalten, wie oft du deine Muskeln trainierst. Alle zehn Tage sind zwar das Minimum, aber nichts spricht dagegen, dass du alle sieben Tage etwas tust, also einmal pro Woche einen fordernden Kurs besuchst, der Spaß macht.

Und Kurse sind Gelegenheit für soziale Kontakte. Wenn du alleine zu Hause oder in einem Fitnessstudio trainierst, wo du dich einsam oder eingeschüchtert fühlst, gibst du vielleicht auf. In einem Kurs mit deinesgleichen (es dauert vielleicht ein wenig, bis du akzeptiert wirst) wirst du wahrscheinlich dabeibleiben.

In deinem Zimmer trainieren

Wenn du über sehr wenig Geld verfügst oder dich wirklich noch nicht an ein Training mit anderen wagst, **ist es besser, du tust irgendetwas als du tust gar nichts.** Viel persönlicher als im eigenen Zimmer kann es nicht werden.

Dafür brauchst du zumindest **verstellbare Kurzhanteln.** Vielleicht kannst du sie anfangs auch noch gar nicht selbst in dein Zimmer tragen! Hanteln sind einfach zwei kleine Metallstangen, an denen du Gewichtscheiben anbringst.

Und sie müssen *verstellbar* sein, denn deine Kraft wird natürlich durch das Training zunehmen. Wenn du Kurzhanteln mit festem Gewicht kaufst, werden sie irgendwann nutzlos sein. Das ist ein weiterer Grund, warum Bohnendosen keine Lösung sind!

In deinem Zimmer trainieren hat Vorteile. Dort ist es ruhig, du kannst dich konzentrieren und deine Zeit selbst einteilen. Die größten Probleme sind jeweils das Gegenteil, das heißt, du wirst leicht abgelenkt oder machst es dir nie wirklich zur Gewohnheit.

Alleine zu trainieren kann auch gefährlich sein, das muss dir bewusst sein. Kurzhanteln können Verletzungen verursachen, wenn man sie fallen lässt (und dann ist das Figurgeheimnis auch schon gelüftet – mit einem lauten Rums!).

Wichtig ist, dass du mindestens alle zehn Tage alle deine Muskeln intensiv bearbeitest.

Am Ende des Abschnitts findest du ein Beispiel für ein Trainingsschema. Es ist unmöglich, die Bewegungsabläufe mit Bildern oder Videos zu erklären. Du musst sie *ausführen*. Für manche wirst du vielleicht einen Trainer benötigen, der dir ein- oder zweimal zeigt, wie es gemacht wird.

Auswahl eines Trainers

Wenn du dir nicht sicher bist, *frage*. Diesen Satz hören wir die ganze Zeit. Und dennoch fragen wir höchst selten. Bereits in der Schule scheinen unsere Arme an den Seiten festgeklebt, bis wir das Selbstvertrauen aufbringen, uns zu melden, hat es zur Pause geläutet! Gefährde deinen Erfolg nicht durch die Glocke.

Wenn du mit Hilfe eines Trainers einige Techniken des Gewichtstrainings erlernen möchtest, brauchst du einen guten Trainer. Meine Tipps hier sind nicht zum Geldsparen. Du musst die Techniken rasch erlernen und dann anwenden!

Es mag cool wirken, einen Trainer zu haben, noch cooler ist jedoch, wenn du deine Ziele erreichst. Nutze dessen Grips, hör gut zu und arbeite dann superhart. Verlass dich auf deine eigene Motivation, nicht auf einen Trainer, der dich drillt.

Wähle einen Trainer, der ...

- dir die richtigen Techniken in nicht mehr als zwei Stunden beibringen kann,

- sich dir widmet und nicht beginnt, mit anderen zu sprechen,

- sich deine Ziele anhört, anstatt dir beliebige oder Standardratschläge zu erteilen,

- sich niemals an Trainingsgeräte lehnt,

- im Fitnessstudio nicht telefoniert,

- sich selbst nicht zu wichtig nimmt,

- Hirn hat, nicht bloß einen Körper wie Taylor Lautner!

Wenn du jemanden findest, der *alle* Bedingungen erfüllt, zahlt sich eine Trainingseinheit aus. Du möchtest nur lernen, wie man die Übungen korrekt ausführt, und dann alle zehn Tage intensiv trainieren – vergiss das nicht. **Dreimal im Monat.** *Ganz einfach.*

Wenn du keine Scheu mehr vor dem Fitnessstudio hast, findest du weiter unten einige Ratschläge. Wir sind alle ein wenig verschieden, aber diese Übungen sind ein guter Anfang.

Beispiel für einfaches Gewichtstraining

Kniebeugen mit Kurzhanteln
(zwei Einheiten mit fünf bis zehn Wiederholungen)
Diese wirken auf deine Oberschenkelmuskeln. Und zwar auf die vorderen und hinteren sowie auf den Po! Sie wird häufig als Grundübung bezeichnet. Das stimmt aber nicht, denn sie ist besonders schwer richtig hinzukriegen. Erlerne diese Übung perfekt.

Sie regt die Hälfte deines Körpers dazu an, besser überschüssige Carbs aufzunehmen, die ganze Zeit mehr Fett zu verbrennen, und wird deine Figur stark verbessern. Wie gesagt, alle Übungen erfordern mehr als Bilder, daher will ich das hier gar nicht versuchen.

Schulterdrücken mit Kurzhanteln

(zwei Einheiten mit fünf bis zehn Wiederholungen)

Sieht aus wie eine sehr altmodische Übung aus der Steinzeit! Du nimmst dabei in jede Hand eine Hantel und drückst sie nach oben. Diese Übung wirkt auf so viele Muskeln, das wird deiner Figur und deinem Fettabbau wirklich zugutekommen.

Eine geniale Variante ist, mit den Händen an den Seiten zu beginnen, die Ellbogen zu beugen und beide Hanteln anzuheben, sie dann über den Kopf hochzudrücken. Damit sorgst du dafür, dass die Vorderseiten deiner Arme kräftig trainiert werden, bevor die Rückseiten mithelfen, das Gewicht nach oben zu drücken.

Diese Übung wirkt auch auf deine Schultern, deine Brust und sogar deine Rückenmuskeln, die harte Arbeit leisten müssen, um dich im Gleichgewicht zu halten. Mach diese Übung immer im Stehen, denn das ist ungefährlicher und besser für das Training der Muskeln.

Rudern mit Kurzhanteln

(zwei Einheiten mit fünf bis zehn Wiederholungen)

Deine Rückenmuskulatur macht, auch wenn du klein bist, einen großen Teil deines Oberkörpers aus. Du musst sie während einer Diät vor dem Schrumpfen schützen, denn die vielen Muskeln helfen dir, die täglich aufgenommene Nahrung zu verwerten. Rudern mit Kurzhanteln eignet sich dafür bestens.

Klingt wiederum einfach, du musst es aber richtig machen, um die optimale Wirkung zu erzielen. Du beugst dich aus der Taille nach vorne, fast wie bei einer Verbeugung, und nimmst in jede Hand eine

Kurzhantel. Und dann stellst du dir vor, du würdest eine Kettensäge starten!

Du ziehst also deine Arme zurück, als würdest du rudern. Sei vorsichtig in der Ausführung, damit du den unteren Rücken nicht verletzt. Das verbessert den Tonus aller Muskeln, die du nicht siehst, auch an den Rückseiten deiner Arme (die andere *sehr wohl* sehen!).

Crunches mit dem Gymnastikball
(zwei Einheiten mit fünf bis zehn Wiederholungen)

Wenn du je mit einem **Gymnastikball** gearbeitet hast, weißt du, wie sehr er das Gleichgewicht fordert! Jede Übung damit ist schwer, und darauf kommt es an. Hier müssen alle Muskeln, besonders jene in der Körpermitte, superharte Arbeit leisten.

Wie die Kniebeugen wird das oft als Grundübung angesehen, was aber nicht wirklich stimmt. Ein Gymnastikball sieht aus wie ein großer Hüpfball. Du brauchst ihn in der richtigen Größe, vermutlich zwischen 55 und 65 Zentimeter.

Wenn du auf diesem Ding Crunches machst, bringt das *wesentlich mehr* als auf dem Boden. Auf dem Boden sind unendlich viele Wiederholungen möglich, das ist zu einfach. Du weißt mittlerweile, dass auch ein paar Hundert nicht ausreichen, um Körperfett abzubauen.

Bei Crunches auf dem Gymnastikball beginnst du mit gestreckten Bauchmuskeln, was die Sache erschwert. Muskeln sind wie Gummibänder. Je mehr du sie dehnst, desto stärker schnalzen sie zurück. Solche Crunches werden deinen Bauch unglaublich kräftigen und dein Selbstvertrauen stärken.

Ein paar Hinweise zum Gewichtstraining

Ich wollte diese Übungen ganz offensichtlich nicht im Detail beschreiben. Ich wollte nicht den Eindruck erwecken, du bräuchtest gar nichts mehr dafür. Das wäre so viel wert wie ein schlechter Trainer! Du musst sehen, wie sie korrekt gemacht werden, und es dann selbst erlernen.

Gewichtstraining wird stets mit mäßiger Geschwindigkeit ausgeführt. Bei zu hohem Tempo besteht Verletzungsgefahr, die Muskeln müssen auch weniger leisten. Sind die Bewegungen zu langsam, musst du vermutlich leichte Gewichte nehmen, außerdem reicht deine Konzentration dann vielleicht nicht.

Bei deiner ersten Einheit kannst du, wenn du möchtest, etwas weniger Gewicht nehmen, um die Muskeln aufzuwärmen. **Gewöhne dir jedoch niemals an, mehr als zehn Wiederholungen zu machen.** Superleichte Gewichte helfen den Muskeln *nicht* und fördern die Fettverbrennung *nicht*.

Schaffst du keine fünf Wiederholungen, ist die Intensität zu hoch. Kommst du auf mehr als zehn, ist sie etwas zu gering. Bleib zwischen fünf und zehn Wiederholungen. Übe ganz besonders die Zahlen fünf, sechs, sieben, acht, neun, zehn!

Nach der ersten Einheit von bis zu zehn Wiederholungen, musst du dich ein wenig ausruhen. **Mach drei Minuten Pause.** Auch wenn es dir lang vorkommt, wenn du hart genug arbeitest, brauchen deine Muskeln die Erholung, damit sie in der nächsten Einheit wieder voll im Einsatz sind. Das ist kein Rennen! Ruh dich aus.

Im Allgemeinen musst du dich vor einem Gewichtstraining nicht aufwärmen, wenn du nicht sehr kalt bist. Wenn dir kalt ist, können auch einige Minuten beliebiger Bewegung helfen. Warme Muskeln arbeiten viel besser als eiskalte.

Muskeln sind wie Gummibänder. Im kalten Zustand sind sie weniger elastisch. Und du möchtest sie elastisch. Elastische Muskeln sind stark. Um sie zu bekommen, musst du dich bewegen! Blut ist warm, wenn es die Muskeln umspült, werden sie erhitzt wie ein Gummiband von einem Haarfön.

Da du Gewichtstraining nur alle zehn Tage machen musst, spielt es keine große Rolle, wann du es machst. Ideal wäre ein Training *kurz vor* deiner zweiten oder dritten Mahlzeit (du kannst es als *Jagen und Warten* einsetzen und danach 15 Minuten Pause einplanen). Das begünstigt Reparaturen an den Muskeln.

Bei der Arbeit mit Gewichten entstehen in den Muskeln winzige Risse. Sie sind so winzig, dass du sie nur mit dem Mikroskop sehen könntest! Doch auch solche Risse müssen repariert werden. Protein hilft dabei, wenn du zeitnah an einem Workout Protein isst, begünstigst du den Vorgang.

Was du aus diesem langen Abschnitt mitnimmst, klingt kompliziert, ist es aber nicht.

Wenn du zumindest **alle zehn Tage mit Gewichten arbeitest, erhältst du einen fantastischen Körper, schlank und wohlgeformt.** Arbeite hart an deinen Muskeln, und sie werden dich dafür lieben.

KURZ UND KNACKIG ...

OMG 6 Für einen guten Tonus in allen Muskeln musst du sie alle mit Gewichten trainieren.

OMG 5 Gewichte retten Muskelmasse, und diese verbrennt deine Kalorien.

OMG 4 Gewichte formen, bauen Knochen auf und fördern die Verwertung überschüssiger Carbs.

OMG 3 Arbeite so intensiv mit Gewichten, dass deine Muskeln gefordert sind.

OMG 2 Fitnessstudios sind toll, aber fordernde Kurse (Zirkeltraining, Yoga und Pilates) ebenso.

OMG 1 Abendliches Training in deinem Zimmer mit Kurzhanteln bewirkt eine Menge.

OMG ! **Finde eine Möglichkeit, deine Muskeln dreimal im Monat intensiv zu trainieren!**

Der Ballon-Trick

Vielleicht hast du dich beim Lesen des letzten Abschnitts gefragt, ob du nicht etwas mehr für deinen Bauch tun könntest. Wie wir mit unserer Körpermitte umgehen, hat schon etwas Komisches an sich. Wir gönnen ihr alles! Ich meine, wir arbeiten härter daran, als an jedem anderen Körperteil.

Die meisten Menschen denken, für einen umwerfend schönen Bauch müsse man wirklich schlank sein, »dazu geboren sein« oder jeden Tag Tausende Situps machen. Was stimmt davon? Um eine OMG-Reaktion für deine Körpermitte zu erzielen, kommt es auf Folgendes an.

Ein paar wohlgesinnte Gene

Über deine Erbanlagen entscheiden deine Eltern, auch über deinen Bauch. Das wird schon neun Monate *vor* deinem ersten Auftritt beschlossen. Du magst denken: »Ich glaube einfach nicht, dass ich nicht gefragt wurde, was ich mir zum nullten Geburtstag wünsche!« Böse Eltern.

In diesem Augenblick lässt die Natur die Würfel fallen. Ganz zufällig erhältst du entweder jede Menge Fettzellen in deiner Körpermitte oder nicht so viele. Das kannst du nicht ändern. Aber das ist nicht so eine große Sache, denn **alle Fettzellen lassen sich verkleinern.**

Und wenn du in einem Bereich viele Fettzellen hast, sind es gewöhnlich in einem anderen *weniger*. Am seltensten sind Menschen, bei denen die Fettzellen gleichmäßig über den Körper verteilt sind. Aber selbst diese müssen sich gut ernähren und bewegen (oder sie werden einfach *gleichmäßig* fett sein!).

Situp ohne Wirkung

Wenn du schon Tausende Situps oder Crunches hinter dir hast, ist dir vielleicht etwas aufgefallen. Dein Bauch ist möglicherweise fester geworden. Das liegt daran, dass du den wichtigsten Muskel vorne am Bauch (den sogenannten **Rectus abdominis**, das berühmte **Sixpack**) trainiert hast.

Du hast wohl auch bemerkt, dass das Fett in dem Bereich *nicht* viel weniger wurde. Situps und ähnliche Übungen wirken auf nur *sehr wenig* Muskelmasse, daher verbrauchen sie auch *sehr wenig* Energie (Körperfett).

Die Linien an deinem Bauch, die ein Sixpack ergeben, sind Sehnen. Sie schützen dich für den Fall, dass ein »Stück« verletzt wird. Ob sie sichtbar werden, hängt hauptsächlich vom Körperfett ab. Um so weit zu kommen, wende einfach an, was du bisher gelernt hast.

Manche stellen fest, dass Training oder Schlanksein ihren Bauch nicht wirklich flach machen. Der Grund ist, dass ein ganz bestimmter Muskel, den wir nicht sehen können, von den meisten Übungen nicht berührt wird. Und wenn wir ihn nicht einmal *sehen* können, ist ihm auch mit Schlanksein nicht zu helfen.

Er heißt **Transversus**. Wenn du ihn trainierst, erhältst du zwar kein Sixpack, aber einen aufregend flachen Bauch. Ja, aufregend. Er wird immer besser und schmeichelt dir wie ein Korsett aus dem 19. Jahrhundert, nur *ohne* Schmerzen! Und wie trainieren wir dieses verborgene Juwel?

Und ... ausatmen

Luftballons aufblasen! Klingt abartig, aber es funktioniert, und zwar schnell. Wenn dir ein superflacher Bauch begehrenswert erscheint, solltest du einige Zeit damit zubringen. Die Mühe lohnt sich. Was brauchst du dazu?

Luftballons! Kaufe, wenn möglich, verschiedene Arten und mach dir keine Gedanken über die Aufschrift! Einige sollten leicht aufzublasen sein (zu Anfang), einige etwas schwieriger. Verlange nicht von der Verkäuferin, dass sie sie unterscheiden kann! Kauf einfach einige.

Warte nach dem Essen einige Stunden mit den Ballonübungen. In unserem Magen ist nicht viel Platz, er füllt sich beim Essen ziemlich rasch. Wenn du dich so richtig voll fühlst, fällt das tiefe Einatmen schwer. Und das wirst du brauchen!

Bei hohem Blutdruck, Leistenbruch, Magengeschwür oder Problemen im unteren Rücken könnte diese Ballonübung gefährlich sein. Wenn du nicht sicher bist, frag deinen Arzt, bevor du es versuchst. Diese Muskeln wurden wahrscheinlich ziemlich lang nicht wirklich beansprucht. Vielleicht auch noch nie!

Wichtig ist, dass du bei den Übungen nicht zu viel anhast. Ein enger Gürtel, Jeans oder jedes Kleidungsstück, das dich *einengt*, ist schlecht für die Atmung. Weg damit! Und stell dich, wenn es geht, vor einen Spiegel.

Es ist wichtig, dass du *stehst*, nicht sitzt. Der Mensch ist auf Stehen, Bewegen oder Liegen ausgelegt. Das dazwischen (Sitzen) erschwert das Atmen. Also, hol dir deine Ballons, entspann dich und steh aufrecht.

Beginne mit dem einfachsten Ballon (meist besonders weich und nachgiebig), führe ihn zum Mund und blase! Es hilft, die Ellbogen ziemlich hoch zu halten, ungefähr auf Höhe des Gesichts.

Ein neuer Ballon ist schwer aufzublasen. Das weißt du vermutlich längst, besonders wenn du schon einmal Ballons für eine Party aufblasen solltest und kläglich gescheitert bist! Also puste gleich mit dem ersten Atem fest, aber gleichmäßig los.

Wenn du die gesamte Luft hinausgeblasen hast, nimm den Ballon vom Mund und lass die Luft wieder heraus. Atme wieder tief ein und beginne von vorne. Wenn du vor einem Spiegel stehst, überprüfe beim *Einatmen*, ob sich der untere Brustkorb so weit wie möglich ausdehnt.

Diese Übungen machst du am besten einmal am Tag und legst dann einen Tag Pause ein. Also zum Beispiel üben am Montag, Mittwoch, Freitag, Sonntag, Dienstag und so weiter. Du musst sie nicht täglich machen, außerdem würden deine Ballonkäufe dann langsam auffallen!

Ballons aufblasen ist wie Gewichte stemmen, das heißt, du **trainierst einen Muskel**. Wenn Muskeln gegen eine Kraft ankämpfen müssen, also ein Gewicht oder die *Elastizität* des Ballons, brauchen sie Ruhe, um sich zu erholen und kräftiger zu werden.

In der ersten Woche kannst du jedoch ein wenig öfter üben. Dann weckt dein Körper den Transversus und macht ihn bereit für häufigeren Einsatz. Versuch das Übungsschema einzuhalten (aber keine Panik, wenn du es einmal vergisst oder einen weiteren Tag das Training auslässt).

Wenn du Luft mit Kraft ausbläst, atmest du natürlich tiefer ein als normal. Dieses **tiefe Atmen kann Schwindel oder Übelkeit hervorrufen.** Hör in diesem Fall auf. Du musst hier nicht einen Heißluftballon vor dem Absturz bewahren! *Ruhe dich* einige Minuten aus.

Die beste Zeit für Ballons ist vor dem Schlafengehen. Spätabends erreicht unsere Lungenkapazität (unsere Atemfähigkeit) ihren Höchstwert. Durch tiefes Atmen kann die Ausschüttung von Wachstumshormon angeregt werden, und dieser Stoff macht uns schlanker, fester und die Haut schöner.

Aufwärmen für den Party-Trick

- Tag 1 – blase den Ballon, wenn möglich, zehn Mal auf.

- Tag 2 – blase den Ballon, wenn möglich, zwölf Mal auf.

- Tag 3 – blase den Ballon, wenn möglich, 14 Mal auf.

- Tag 4 – blase den Ballon, wenn möglich, 16 Mal auf.

- Tag 5 – blase den Ballon, wenn möglich, 18 Mal auf.

- Tag 6 – heute nicht, du musst ausruhen!

- Tag 7 – heute auch nicht, du musst immer noch ausruhen!

Wenn du diese Aufwärmwoche absolviert hast, sind deine Muskeln geweckt! Es ist gut möglich, dass dein Bauch schon nach einer Woche *viel* flacher ist. Ab nun kannst du dich für den Rest der *OMG-Diät* nach dem Erhaltungsschema richten.

Erhaltungsschema für den Party-Trick

- Jeden zweiten Abend Ballons aufblasen.

- Blase den Ballon 20 Mal auf.

- Mach drei Minuten Pause.

- Blase den Ballon weitere 20 Mal auf.

- Wirf den Ballon weg (verwende also jedes Mal einen neuen).

Der Ballon steigt

Nach sechs Wochen ist es immer noch gut, einmal pro Woche Ballons aufzublasen, solange es Ballons auf dieser Welt gibt! Das hält deine Mitte flach und stark. Das schützt dich auch für dein ganzes Leben vor allen möglichen Verletzungen (auch vor Rückenschmerzen).

Vielleicht findest du diesen Sport anfangs abartig, langweilig und vergisst ihn leicht. Gib ihm eine Chance. Dein Bauch kann einige Tage schmerzen. Nach einer Woche ist das vorüber. Nach zwei Wochen wird er anders aussehen. Und nach sechs Wochen wirst du die Atemzüge nicht mehr zählen, und deinen Ballon vor Freude aufsteigen lassen!

KURZ UND KNACKIG ...

OMG 6   Für einen schön definierten Bauch musst du insgesamt schlank sein.

OMG 5   Für einen flachen Bauch musst du deinen Transversus trainieren.

OMG 4   Ballons aufblasen trainiert diesen Muskel besser als alles andere.

OMG 3   Tiefes Atmen fördert Wachstumshormon und damit Fettverbrennung.

OMG 2   Sechs Wochen lang jeden zweiten Abend Ballons aufblasen.

OMG 1   Wenn du deinen Plan abgeschlossen hast, fahre damit einmal pro Woche fort.

OMG !   **Zieh jetzt los und kauf dir Ballons!**

Irritationen in der Mitte

Oja, noch ein Abschnitt für den Bauch! In den letzten Jahren erklärten Wissenschaftler, das Fett in der Körpermitte wäre »gefährlicher« als das Fett an anderen Stellen. Was ist wohl noch gefährlicher?

Diese Aussage! Über **Bauchfett** sprechen wir gleich, aber diese spezielle Betonung lässt Menschen, besonders Frauen, die keines haben, annehmen, sie wären gesund. Falsch. **Zu viel Fett ist immer gefährlich. Jap, sogar *das* bisschen, das du gerade unbewusst kneifst!**

Was ist also speziell mit dem Bauchfett? Mithilfe von Hightech-Geräten entdeckten Wissenschaftler, dass das Fett oberhalb des Gürtels benachbarte Organe einhüllt. Die lieben Menschen in weißen Kitteln verstecken dieses bereits verborgene Fett hinter einem seltsamen Namen, **viszerales Fett.**

Viszerales Fett verhält sich anders als Fett unter der Haut (als **subkutanes Fett** bezeichnet). Fett unter der Haut macht uns bloß wabbelig, begünstigt Bluthochdruck, Herzerkrankung und vielleicht Krebs. Relativ ungefährlich also!

Doch auch Bauchfett verursacht Dinge wie Diabetes, Entzündung (zum Beispiel Arthritis) und Herzerkrankung. Warum? Weil **viszerales Fett irritierende Substanzen abgibt.** Diese Irritation beginnt langsam und wird immer schlimmer.

Anfangs verschlechtert sie Asthma (bei Betroffenen), verursacht fleckige Haut und führt dazu, dass sich dein Körper saurer anfühlt.

Aber es kann sehr schlimm werden. Die Irritation aus den Fettzellen lässt den Körper *sich selbst* angreifen.

Unbehandelt führt das zu Gelenkschmerzen. Hast du manchmal morgens grundlose Schmerzen? Das könnte daran liegen, dass deine Fettzellen über Nacht diese irritierenden Substanzen abgeben.

Besonders gefährlich ist die Irritation, die Herz und Arterien betrifft. Wenn du sie zu sehr reizt, können Verstopfungen in deinen Leitungen entstehen. Das ist ein langsamer Vorgang, aber in gewisser Weise wird er dadurch tödlich.

Du kannst die Irritation reduzieren, wenn du natürliche Nahrungsmittel und mehr Omega-3-Fette (aus Ergänzungspräparaten und Fisch) zu dir nimmst. Aber auch diese helfen nur bis zu einem gewissen Grad. Eine bessere Lösung? Werde schlank und beseitige diese bösen Fettzellen für immer!

Ein großer Bauch lässt auch das Insulin verrücktspielen. Und du weißt, wir brauchen Insulin für das Aufräumen nach einer Carb-Party. **Bei Mädels mit einer Taille über 89 Zentimetern oder Jungs mit mehr als 102 kann das Insulin bereits »kaputt« sein.** Bring das in Ordnung — werde schlank.

Die meisten von uns sprechen über die Art ihrer Fettspeicher seltsam höflich, mit Ausdrücken wie »Apfel« oder »Birne«. Ich finde es herrlich, wie wir menschliche Formen durch Obst beschreiben! Doch wie gesagt, diese Einstellung geht am eigentlichen Problem vorbei. Und das lautet, **zu viel Körperfett ist der Beweis dafür, dass wir etwas falsch machen.** Was ist also die Lösung? Erstens, halte dich an dieses Buch und werde schnell schlank. Zweitens, lies das nächste Kapitel.

KURZ UND KNACKIG ...

OMG 6 Bauchfett umhüllt deine Organe.

OMG 5 Es gibt irritierende Substanzen ins Blut ab.

OMG 4 Sie verursachen Gelenkschmerzen, Hautausschläge, Asthma, Herzprobleme und Diabetes.

OMG 3 Bauchfett lässt deine Muskeln auch schlechter mit Carbs fertig werden.

OMG 2 Bis du Bauchfett abgebaut hast, kann Omega-3-Fett aus der Nahrung die Irritation reduzieren.

OMG 1 Miss deine Taille, bei mehr als 89 Zentimeter (bzw. 102 für Jungs) nimm rasch ab.

OMG ! **Richte dein Augenmerk allgemein auf Fettabbau, und das Bauchfett wird weichen!**

Dick und unglücklich: Teil 1

Wenn du das Wort »viszeral« nachschlägst, wird darunter vermutlich nicht eine Art von Bauchfett genannt. Dort steht vielleicht so etwas wie »die Eingeweide betreffend«. Kein Alltagsthema, obwohl eigentlich so ziemlich alles in unserem Leben auch »die Eingeweide betrifft«.

Wissenschaftler fanden heraus, dass unser *Gefühlsleben* sogar auf das *Fett in unserer Körpermitte* wirkt. Stress führt zu vermehrter Ausschüttung des Hormons Kortisol. Und Kortisol lässt uns mehr Fett in der Körpermitte speichern.

Ist die Natur nicht grausam? Wenn sie sieht, dass *Dicksein* uns stresst, schüttet sie eine Substanz aus, die uns noch dicker macht. Und wieder stresst! Wie können wir diesen Teufelskreis durchbrechen? Bleib dran. Lass mich zunächst diesen Ablauf erklären.

Dinosaurier-Feuer

Wenn du unter Stress stehst, schüttest du **Kortisol** aus. Egal, worin dieser Stress besteht. Deshalb gilt es auch als »Stresshormon«. Diese Reaktion ist bereits einige Millionen Jahre alt und hat den Sinn, uns *vor* Stress zu retten. Verwirrt?

Würdest du vor einem Dinosaurier flüchten, bräuchtest du rasch zusätzliche Energie. Körperfett ist großartig als Treibstoff, doch es braucht für die Verbrennung jede Menge Sauerstoff. Ungefähr wie ein großes Holzscheit im Kamin. Du musst ordentlich pusten, damit es zu brennen beginnt. Läuft das Leben in normalem Tempo ab, erhältst du reichlich Luft.

Wenn du ständig auf der Flucht vor Dinosauriern bist, kann die Luft schnell knapp werden. Dann bewegst du dich *weit mehr*, als du atmest. Daher braucht die Atmung, wenn du dich nicht mehr bewegst, auch länger, um wieder zur Ruhe zu kommen (du musst wieder »zu Atem kommen«). Nervosität lässt uns auch flach atmen.

Für schnelle Bewegungen brauchst du schnelle Energie. Carbs im Blut brennen wie Seidenpapier; der perfekte Energieschub. Das Problem ist nur, diese prähistorischen Höhlenbewohner lebten oft viele Kilometer von ihrer Carb-Quelle, dem *Kwik-E-Mart*, entfernt.

Doch sie hatten einen *Kwik-E-Mart* in Miniaturausführung in ihrem Inneren. Ihren *Leb-E-r-Mart*. Okay, Schluss mit Unsinn, sie hatten ihre Leber! Sie speichert Carbs. Jeder Funke Stress veranlasst die Leber, ihre gespeicherten Carbs ins Blut abzugeben, mit denen du *dem gefährlichen Biest* kilometerweit davonlaufen kannst.

Siehst du den Unterschied?

Und was passiert, wenn dein »gefährliches Biest« etwas ist, vor dem du nicht weglaufen kannst? Und was passiert, wenn dein gefährliches Biest, dein *Stress*, in deinem Kopf ist? Nun, die prähistorische Verdrahtung ist immer noch da, und **dein Gehirn kann mentalen nicht von physischem Stress unterscheiden.**

Das heißt, du würdest Kortisol ausschütten, während du in der Schule sitzt, im Verkehrsstau steckst oder über dein Übergewicht nachgrübelst. Langsam, aber sicher gelangen dadurch die in der Leber gespeicherten Kohlenhydrate ins Blut.

Und ohne körperliche Bewegung als Verbraucher wird diese ursprünglich beiseitegeschaffte Energie letztlich in Körperfett *umgewandelt*. Logischerweise findet diese Umwandlung meist nahe am Ausgangspunkt statt. Das heißt, **ungenützte Carbs, die die Leber freigibt, werden zu Fett im anliegenden Bauch.**

Kortisol ist in bestimmten Situationen unerlässlich, doch wir sind nicht auf den Umgang mit rein mentalem Stress ausgelegt. Wir sind buchstäblich dafür gebaut, vor Stress wegzulaufen.

Bevor wir uns mit dieser stressigen (!) neuen Erkenntnis befassen, möchte ich mich noch einem verwandten Thema zuwenden. Dem, was viele von uns tun, wenn sie sich gestresst *fühlen*. Das ist vielleicht die schlimmste psychophysische Gewohnheit des 20. und 21. Jahrhunderts.

Frustessen

Diese Überschrift sagt eigentlich schon alles. *Essen*. Bei Frust.

2 000 000 Jahre lang war Nahrung Treibstoff, und wir haben daraus in kürzester Zeit, den letzten 100 Jahren, etwas anderes gemacht. **Nahrung wurde zu Trost.**

Wir brauchen Trost, wenn wir traurig sind, wenn wir nervös sind, und – das unterschätzen wir wohl alle – wenn wir uns *langweilen*.

Nahrungsmittel sind als Tröster verlässlicher als Menschen, denn im Gegensatz zu *Facebook*-Freunden, sind sie *niemals* offline!

Warum tröstet Nahrung *so* sehr? Dopamin. Erinnerst du dich? Unsere Belohnungssubstanz. Sie erzeugt Wohlgefühl, und sie erzeugt Verlangen nach diesem Wohlgefühl. Und wieder. Und wieder. Sagte ich schon wieder, wieder? Wieder!

Das große »C«

Und welcher Nährstoff wird wohl den größten Dopaminschub hervorrufen? Erraten! Viel mehr als Fett und viel mehr als Protein sind Carbs der *große Schub*. **Und industriell hergestellte Zucker sind das Crack-Kokain,** also der allerschlimmste Nährstoff.

Wie du mittlerweile weißt, machen uns zu viele Kohlenhydrate in der Nahrung auch zu Schwergewichten. Sich wie ein Schwergewicht zu fühlen ist natürlich nicht wirklich gut für das Selbstwertgefühl! Viele von uns schlagen, wenn sie sich schrecklich fühlen, gleich nochmal den Weg zum Kühlschrank ein, um mehr schreckliches Zeug zu essen.

Dieses Muster aus *schlechtem Selbstwert* und *schlechter Ernährung* ergibt die schlimmste Abhängigkeit der Welt. Adipositas ist tödlich, dennoch ist der Nachschub für diese Sucht rund um die Uhr erhältlich, wird nicht mit Haft bestraft. Außer vielleicht mit »krankhaft«.

Die Abhängigkeit ist bei allen Drogen gleich. Du brauchst mehr und mehr, um dasselbe »Hoch« zu erzielen. Im Fall von Nahrungsmitteln sind die Probleme nicht nur im Gehirn beheimatet. Frustessen verschlechtert die Fähigkeit der Muskeln, den »Trost« aufzunehmen, Schritt für Schritt.

Deine Muskeln werden mit Carb-Abhängigkeit immer zu kämpfen haben. Wenn du sie ständig mit Carbs zuschüttest, werden sie aufhören, ordnungsgemäß zu funktionieren. Sie haben dann von den Carbs buchstäblich »genug«.

Der Insulinspiegel schießt in die Höhe und versucht mit allen Mitteln, Nährstoffe in die fehlerhaften Muskeln zu bekommen, die fest verschlossen bleiben. Schließlich wirft das Organ, das das Insulin herstellt, deine Bauchspeicheldrüse, das Handtuch. **Willkommen, Diabetes.** Zum ersten Mal in der Geschichte des Menschen kann dies heute bereits im Teenageralter *beginnen*.

Da musst du nicht dazugehören. Diese Abhängigkeit von Nahrungsmitteln überwindet man mit einer Mischung aus bewusstem Handeln, Wille zur Veränderung und großer Empörung, die uns aktiv werden lässt. Erster Schritt getan.

Zweiter Schritt, die Praxis. Beginne, Mahlzeiten anstelle von Snacks zu essen, auch wenn es dich einige Wochen lang verrückt macht. **Snacks bedeuten gewissermaßen, dass du deinen Dealer häufiger aufsuchst. Die Wahrscheinlichkeit, dass du abhängig bleibst, ist dann viel größer. Verlasse das Snack-Ghetto.**

Bewegung hilft bei Stress, aber nicht so, wie die Fachleute denken. Stress wird selten durch Bewegungsmangel verursacht, daher ist Bewegung auch nicht das Wundermittel, auf das sie schwören. Es mag nicht neu sein, *aber* **Bewegung hilft mit Sicherheit,** *durch* **Stress abgegebene überschüssige Carbs aufzunehmen.**

Dick und unglücklich: Teil 2

Wie wir die Dinosaurier wieder aussterben lassen

Der größte und einzige Schritt ist, die Wurzel deiner Stressbelastung zu beseitigen. **Nahrung ist nicht die Ursache für deinen Stress und kann daher nicht die Lösung sein.** Wenn du Nahrung als Nahrung respektierst, wird sie dir auch nicht von hinten eins drüberziehen!

Viele von euch werden Stress haben, *weil* ihr Körper noch nicht perfekt ist. Wenn du dazu gehörst, kennst du die Antwort. Setze deine ganze Kraft daran, jetzt sofort. **Setze dieses Buch um. Werde zum Experten. Hol dir den Körper, der wirklich für dich bestimmt ist.**

Die Ursache für deinen Stress zu beseitigen, ist die einzige Lösung. Das Genießen ist ein Bonus der Nahrungsaufnahme. Es gibt einen sehr alten, aber immer noch klugen Spruch. »Wir essen, um zu leben, aber wir leben nicht, um zu essen.« Unveränderte Kalorien, andere Einstellung.

Suche, wenn nötig, Hilfe gegen deine Stressbelastung – was immer es ist. Wenn Stress dich dick bleiben lässt und direkt in die Mega-Adipositas treibt, könntest du über kurz oder lang den allerletzten stressfreien Ort erreichen, deinen Tod.

Stress, welcher Art auch immer, darfst du nicht *verdrängen*. **Verdrängen ist nicht bewältigen. Er ist immer noch da,** wie ein Programm oder eine App, die im Hintergrund laufen. Sie sind unbemerkt am Werk und machen alles andere langsamer.

Wenn das so bleibt, wird *dein* Gehirn häufig hängen bleiben und neu gestartet werden müssen. Und wie sieht dieser Neustart aus? Der läuft immer über irgendeine schreckliche, schlecht durchdachte Aktion, die bloß kurzzeitig ablenkt und schlussendlich noch mehr Kummer verursacht.

Sei klug. **Begegne deinem Stress richtig.** Vielleicht siehst du, dass es eine Lösung gibt, die deine Aufmerksamkeit verdient. Deine vergangenen Reparaturversuche sind nicht die gleichen wie zukünftige. **Veränderung ist möglich. Erkenne,** *was* **du ändern möchtest,** *warum* **du es ändern möchtest, und dann** *mach* **dich mit ganzer Kraft daran, es zu ändern.**

Viele Experten schwören auf Meditation, Hypnose, NLP oder sogar Medikamente. Das würde diesen Rahmen hier sprengen. Doch was immer dafür sprechen mag, all diese beschäftigen sich nur mit den *Folgen* des Stress, nicht mit der wirklichen Ursache. Wie das Essen auch. Könnte unsere Erde zu diesem Thema ihre Meinung äußern, würde sie vielleicht sagen:

> *Lass es nicht an unserer Nahrung aus.*
> *Danke für deine Kooperationsbereitschaft.*

Noch eine Runde

Alkohol. Es ist nicht an mir, dir zu sagen, ob du trinken sollst oder nicht. Das musst du mit deiner Leber ausmachen! Es *ist* jedoch an mir, dir zu sagen, dass es deine Chancen auf einen Bauch erhöhen kann. Und nicht nur Männer bekommen einen Bierbauch.

Alkohol verursacht bei Frauen generell Probleme, weil sie ihn nicht so gut absorbieren wie Männer. Dieses beliebte »Beruhigungsmittel« erhöht das Stresshormon Kortisol und mitunter auch das Insulin. Außerdem **enthält Alkohol pflanzliche Formen des Hormons Östrogen.**

Man weiß noch nicht, ob das zusätzliche Östrogen bei Frauen zu mehr Bauchfett führt. *Theoretisch* nicht, doch unsere Hormonsysteme sind so komplex, dass sich schwer vorhersagen lässt, wie Alkohol mit dem Körper interagiert. Halte dir das vor Augen, wenn du trinkst.

Wenn du trinken *musst* (sagen wir, du bist mitten in der Wüste und an der nächsten Oase wird nur Alkoholisches angeboten), solltest du klug wählen. Alkohol *selbst* liefert sieben Kalorien pro Gramm. Ich erwarte nicht, dass du Kalorien zählst, doch betrachte ihn niemals nur als »chemische Substanz«.

Eine Eigenheit des Alkohols ist, dass er kaum je *pur* konsumiert wird. Meist wird er mit anderen Dingen gemischt, um den chemischen Ursprung zu verbergen. Zucker, Fett und mitunter sogar Protein werden hinzugefügt, um einen Geschmack zu kaschieren, der dir die Zehennägel aufrollt.

Ich werde hier davon ausgehen, dass du, wenn du dich für diesen Abschnitt interessierst, Alkohol zur Veränderung deines Gemütszustandes trinkst, zum Beispiel um dich zu entspannen. In diesem Fall wirst du dir vielleicht überlegen, jene Drinks vorzuziehen, die dich entspannen und möglichst wenige Kalorien enthalten.

Spirituosen
(geringste Gefahr von übermäßiger Energieaufnahme)
Wodka, Whisky, Kognak, Rum und Gin enthalten ähnlich viel Energie, wenn man jeweils die gleiche Menge nimmt. Das liegt daran, dass sie dem *reinen Alkohol* nahe kommen. Theoretisch würde man nur wenige Kalorien zu sich nehmen, wenn man sie pur trinkt.

In einfachen Worten, Spirituosen bringen dich rasch »ans Ziel« (in die Glückseligkeit, zu Boden, möglicherweise beides), die Gefahr für ein Übermaß ist daher geringer. Daher werden sie in Zusammenhang mit Diäten oft *empfohlen*. Aber sei vorsichtig.

Heutzutage werden solche Spirituosen oft mit Zucker gemischt, häufig in Form kohlensäurehaltiger Erfrischungsgetränke. Wenn du so etwas gerne trinkst, vergiss nicht (*vor* dem Ausgehen!) die Carbs zu berechnen, die du damit in dich hineinschlürfst. Auch flüssige Carbs zählen, ebenso wie im Dunkeln konsumierte!

Brandneu ist natürlich der Trend, harte Getränke mit künstlich gesüßten, kalorienarmen oder -freien Flüssigkeiten zu mischen. Dadurch bleibt die Kalorienzahl zwar gering, bedenke jedoch, dass Süßstoffe und auch Alkohol selbst Heißhunger nach *allen möglichen* Nahrungsmitteln zu anderen Zeiten auslösen *können*.

Likör
(mäßige Gefahr von übermäßiger Energieaufnahme)
Liköre sind alkoholische Getränke, die gezuckert und mit Sahne, Kräutern, Früchten, Gewürzen oder Blüten aromatisiert werden. Ihr Alkoholgehalt ist mäßig bis hoch, doch sie schmecken so süß, dass man nur wenig trinkt und damit begrenzt viele Kalorien zu sich nimmt.

Weine

(reelle Gefahr von übermäßiger Energieaufnahme)

Der gute alte Rebensaft, auch als Wein bezeichnet, ist so eine Sache. Weißwein enthält meist mehr weibliche Hormone (Östrogene) als Rotwein und weniger herzgesunde Nährstoffe. Darüber hinaus könnte Wein, egal, aus welcher Region, egal, welche Farbe, zum Problem werden. Wein trinken in Gesellschaft (gemeinsam eine Flasche), mäßiger Alkoholgehalt – diese Dinge führen leicht zu einer Kalorienflut, bevor das Gehirn noch weiß, was da hereingekommen ist.

Wenn du auf Wein stehst, such dir aus, was dir schmeckt, und frag nicht lange, was »gut für dich« ist. Alkohol wirkt in jeder Form *neurotoxisch* (er nervt das Gehirn). Nimm kleinere Gläser und spiel nicht deinen eigenen Barkeeper.

Bier

(große Gefahr von übermäßiger Energieaufnahme)

In diese Gruppe fallen alle Biere und Apfelweine. Bier wird gewöhnlich aus Getreide, wie Mais, Gerste oder Weizen, und Hopfen hergestellt, der ihm den typischen Geschmack verleiht. Der Alkoholgehalt ist wie beim Wein sehr unterschiedlich.

Kritisch ist beim Bier, dass es meist in Flaschen oder in höchst unterschiedlich bezeichneten Krügen oder Gläsern zu etwa 0,33, 0,5 oder einem Liter konsumiert wird. Der hohe Wasseranteil kaschiert den Alkohol und lässt uns große Mengen übermäßiger Energie hinunterleeren.

Außerdem hat Bier mit hohem Hopfenanteil eine ausgeprägte östrogene Wirkung. Pflanzliche Östrogene, weibliche Geschlechtshormone, können eventuell unseren natürlichen Hormonhaushalt durcheinanderbringen. Betrachte die Kalorien und chemischen Substanzen mit Respekt und sei vorsichtig.

Anzumerken wäre, dass *jede Form* von Alkohol deine Chancen auf Schlankheit und Gesundheit beeinträchtigen kann, einfach durch dein Befinden am nächsten Tag. Es ist toll, aus sich herauszugehen, aber sei klug, was Dinge angeht, die dich komplett vom Kurs abbringen könnten.

Erleuchtung oder Erleichterung?

Okay, also raus damit. Zigaretten rauchen führt zu einer geringen Stoffwechselsteigerung (etwa drei bis zehn Prozent), die etwa 30 bis 60 Minuten anhält. Das ist wahrscheinlich auf die erhöhte Adrenalinausschüttung zurückzuführen. Der Appetit dürfte nicht beeinflusst werden. Fertig.

Und nun das *Negative.* **Auch wenn du deinen Stoffwechsel durch Rauchen steigerst, wirst du insgesamt eventuell weniger Energie verbrauchen, weil du müde bist und dich weniger bewegst.**

Unser Körper braucht sehr viel Sauerstoff, um optimal zu funktionieren, Rauchen stört hier.

Mechanisch gesehen, überzieht der Teer aus Zigaretten das Innere der Lunge wie Sirup. Das macht den kleinen Kanälen im *Inneren* deiner Lunge das Leben schwer, denn sie sollen Sauerstoff in deinen Körper bringen.

Chemisch verhindert Kohlenmonoxid aus Zigaretten die Aufnahme von Sauerstoff in die Zellen des Körpers. So als würden sie im Omnibus alle Sitze beanspruchen, für den guten alten Sauerstoff bleibt keiner übrig. Kein Sauerstoff, kein Spaß, kein Lebenshunger. Kohlenmonoxid erschwert auch die Atmung selbst.

Psychologisch wirkt Rauchen höchst seltsam. **Wenn du dich ungesund *fühlst*, weil du dir deiner Angewohnheit bewusst bist, ist es wesentlich wahrscheinlicher, dass dir das nichts ausmacht.** Alles, was an deiner Motivation im Leben zehrt, ist nicht gut. Mit den richtigen Motiven kannst du Berge versetzen.

Das Leben ist viel zu kostbar, um sich versklaven zu lassen. Jeder ist auf seine Weise großartig. Wirklich *jeder*. Negatives hat nur eine Chance, wenn ein negatives Prinzip die Herrschaft übernimmt und über Gebühr anwächst. Warum sollen Zigaretten die Peitsche schwingen und Forderungen stellen dürfen, mit denen du nicht einverstanden bist?

Ich schlage Folgendes vor. **Gib das Rauchen nicht auf.** Diese Idee ist zwar *allgegenwärtig*, aber fehlerhaft. Du gibst gar nichts auf. *Aufgeben* hat den Beigeschmack von verzichten. Wenn uns etwas genommen wird oder wir etwas aufgeben, wollen wir es bloß *zurückhaben*.

Werde gesund und *befreie* dich vom Rauchen. Das ist die Realität. **Mach dich *frei*.** Studien zeigen, dass nicht einmal der Tod eines geliebten Menschen durch Rauchen den Überlebenden weiterhilft. Auch abschreckende Bilder oder Filme werden ignoriert.

Nütze, *was immer dir* hilft. Die wirkungsvollste Methode der Befreiung ist ein cooles Grüppchen von Leuten. **Selbsthilfegruppen sind**

die beste Möglichkeit, den Tabak ruhen zu lassen. Die Motivation ist entscheidend und nichts kann dich so aufrichten wie deine Mitmenschen.

Spieglein, Spieglein, an der Wand

Viele der besprochenen Probleme passen in den trendigen Begriff *Dysmorphophobie*. In einfachen Worten ausgedrückt bedeutet das, die übermäßige Sorge um deine körperliche Erscheinung, und das allein verändert schon dein Verhalten.

Wie man es auch beschreiben mag, es ist nicht angenehm, davon gebeutelt zu werden wie von einem großen, hässlichen Monster. In der Wissenschaft nehmen die Auseinandersetzungen (meinetwegen, »Diskussionen«) über Definition, Ursachen und Maßnahmen kein Ende.

Dysmorphophobie scheint so viele Formen anzunehmen wie es menschliche Persönlichkeiten gibt, gemeinsam ist ihnen aber eine verzerrte *Selbstwahrnehmung* und die damit verbundenen negativen *Gefühle*. Diese Diskrepanz zur Außenwelt dringt in die inneren Gedanken vor und verändert dann das Verhalten.

Wer an starker Dysmorphophobie leidet, kann alles an der eigenen Erscheinung hassen. Manche hassen nur ihre Haut, ihr Haar, ihre Nase oder vielleicht, passend zu diesem Buch, ihr Körpergewicht. Ob du einen Aspekt hasst oder Hunderte, Problem bleibt Problem.

Wer einen Fehler findet, unternimmt logischerweise etwas dagegen. Vielleicht schaust du ständig in den Spiegel, reißt dir Haare aus, schrubbst deine Haut, trainierst ohne Unterlass oder tust andere Dinge, die *du* für nötig erachtest. In der extremsten Form besteht die Abhilfe darin, den Umgang mit anderen komplett zu vermeiden.

Dysmorphophobie hat ihre Wurzeln häufig in der Kindheit oder Pubertät. Gehänselt zu werden ist schrecklich, eine einzige hingeworfene Bemerkung kann uns über Jahre verfolgen. Missbraucht zu werden ist noch schlimmer. **Die Saat für Dysmorphophobie säen immer andere.**

Ich möchte gerne ein Wort für die Medien einlegen und sie davon ausnehmen. Wenngleich Zeitungen, Webseiten, Zeitschriften, Filme und Fernsehsendungen Druck auf Menschen ausüben, so sprechen sie uns *alle* an, und das ist niemals das Gleiche, wie wenn Einzelne etwas Böses sagen oder tun.

Dysmorphophobie gibt es auch in Teilen der Welt, die noch keine Massenmedien haben. In Gang gebracht wird das Ganze durch Kritik von einem nahestehenden Menschen, *direkt* oder *nebenher*. Eifersucht, fehlerhafte Einschätzung oder Menschen, die nicht denken, bevor sie etwas sagen, wird es immer geben.

Wenn du Dysmorphophobie hast, nützt es nichts, wenn ich dir sage, du bist ein schöner Mensch, der viel zu sagen und zu geben hat, weil du mir nicht glauben wirst (obwohl ich Recht habe). Und ich respektiere, dass du mir nicht gleich glaubst. Ich hoffe, du wirst es irgendwann tun.

Ich sage nur so viel: Liebe *kann* alles heilen, wer immer du bist, in einer Welt mit 7 000 000 000 Menschen gibt es für jeden Topf seinen Deckel. Ob du Topf oder Deckel bist, irgendjemand ist *auf der Suche* nach *dir*. Lass ihn nicht zu lange wandern.

Wenn du ganz tief drinnen steckst und Hilfe *brauchst*, kannst du sie bekommen. Die allerbesten Chancen bietet die sogenannte *kognitive Verhaltenstherapie*. Ganz einfach gesagt heißt das, Dinge tun, die die Funktionsweise deines Gehirns verändern.

Wenn du, so wie ich früher, meinst, Therapie klingt nach Depression, Dunkelheit oder Verrückten, *überlege*! Wir *alle* brauchen ein seelisches Checkup. Im Ernst, kognitive Verhaltenstherapie ist ziemlich cool. Es geht darum, die Dinge anders zu sehen, alte Denkweisen in Frage zu stellen und neu zu denken.

In gewisser Hinsicht ist es wie Life Coaching. Viele von uns *genieren* sich, etwas für ihr Gehirn zu tun. Aber warum? Schau doch nur, was du für deinen Körper getan hast – mit diesem schlauen Buch. Auch das Gehirn verdient sein Training.

Einen Fachmann aufzusuchen, am besten alleine, ist ideal. Du musst *niemandem* sagen, dass du dorthin gehst. **Behalte es für dich, wenn du das möchtest.** Vielleicht gehst du lieber zu einer Gruppensitzung, wo du nicht im Mittelpunkt stehst. Und wenn du den Schritt aus dem Haus nicht schaffst, bestell dir ein Buch oder gehe zumindest auf *Wikipedia*!

Als Spezies waren wir Menschen ziemlich erfolgreich. Nun können wir mit unseren geschickten Daumen, unglaublichen Sinnen oder brillanten Hirnen angeben, doch was uns *wirklich* erfolgreich macht, ist das Teilen und das *gemeinsame* Suchen nach Lösungen. Zieh los und hol dir gute, altmodische Hilfe von Menschen, heute noch.

KURZ UND KNACKIG ...

OMG 6   Unser uraltes Gehirn hält mentalen Stress für körperlichen und schüttet Kortisol aus.

OMG 5   Kortisol befiehlt deiner Leber, gespeicherte Carbs ins Blut abzugeben.

OMG 4   Wenn du sie nicht verbrauchst, werden sie zu mehr Körperfett.

OMG 3   Bewegung hält den Stress nicht auf, aber sie fördert den Verbrauch durch Stress abgegebener Carbs.

OMG 2   Meide künstlich hergestellte Zucker (enden auf »-ose«), da sie Frustessen auslösen.

OMG 1   Frustessen durch Stress führt in einen Teufelskreis, wenn du nicht ausbrichst.

OMG !   **Finde die wirkliche Ursache für deinen Stress und unternimm etwas dagegen!**

Schönheitsschlaf

Schlaf ist wichtig – oft genug gehört. Von klein auf gehört. Doch über Schlafen spricht man nur als etwas, was man tut, *wenn* man müde ist, und um zu verhindern, dass man müde *ist*. Alter Hut. Neuigkeiten gefällig?

Während der letzten Jahre lernten wir besser verstehen, wozu Schlaf wirklich gut ist. Einige dieser Entdeckungen wurden erst vor kurzem möglich, doch die Info ist nicht bis zu jenen vorgedrungen, die sie am dringendsten brauchen. Betrachte sie nun als vorgedrungen!

Es gibt fünf solide Gründe für einen fantastischen Schlaf, und ich meine wirklich fantastisch. Mogle dich nicht über dieses Kapitel hinweg. Das tun die meisten Bücher oder Fachleute. Mit Schlaf verbringen wir 30 Prozent unseres Lebens, und wir sind viel zu schlau, um das zu ignorieren. 30 Prozent sind nicht besonders beeindruckend? Sieh es mal so: **Du verbringst mehr als 20 Jahre im Bett!** Jap, schockiert mich auch!

Schlaf fördert deinen Stoffwechsel

Dein Stoffwechsel ist die Geschwindigkeit, mit der dein Körper Energie (Kalorien) verbraucht. Ist sie hoch, vereinfacht das dein Leben (schlanker, gesünder). Die große Masse der Menschen hat einen normalen Stoffwechsel. Auch Menschen mit *großer Masse*!

Wenn du deine Ernährung umstellst, lässt dein Stoffwechsel oft nach. Damit schützt dein Körper sich vor Veränderung, denn Veränderung behandelt der Körper mit Vorsicht. Lass ihm ein wenig Zeit, und er wird sich umstellen.

In der Zwischenzeit musst du dafür sorgen, dass er so gut wie möglich arbeitet. Dafür musst du schlafen. Richtig. Während des Schlafes selbst ist der Stoffwechsel reduziert. So wie dein Computer in den Ruhezustand fährt.

Dein Körper nimmt sich eine Auszeit. Wolltest du etwas zwei Milliarden Mal tun (wie Herzschläge pro Leben), würdest du auch zwischendurch auf Zeitlupe schalten! Währenddessen wird alles neu eingestellt. Das ist, als müsste das *Schachtelmännchen* in der *Schachtel* bleiben.

Schlaf kalibriert viele Substanzen. Eine davon, **das Schilddrüsenhormon, ist für alle, die schlank sein möchten, sehr wichtig.** Es bestimmt die Geschwindigkeit fast aller chemischen Reaktionen im Körper. Welche Geschwindigkeit wünschen wir uns? Volle Kraft voraus, *jawohl*, los geht's!

Wenn du wunderbar *t-i-e-f* schläfst, sinkt das Schilddrüsenhormon während der Nacht ab und schnellt dann wie das Schachtelmännchen morgens wieder hinauf! Genau dieses Muster strebst du an. Wenn die Schilddrüse voll arbeitet, läuft der Stoffwechsel mit Turboantrieb.

Schläfst du jedoch schlecht, wird sich deine Schilddrüse nicht richtig einstellen. Sie bleibt dann sozusagen im Dauertief. Du funktionierst zwar, aber gerade noch. Wenn du schlecht geschlafen hast, ist dir oft kalt. *Schlanktauchen*, gleich am Morgen? Au weh!

Die Schilddrüse wirkt stark auf deine Wärmeproduktion. Du könntest täglich deine Temperatur messen, wenn du das beweisen wolltest. Einfacher ist es, auf die zusätzliche Gänsehaut an den Unterarmen zu achten, die am Nachmittag auftritt.

Auch wenn Frieren *nur* unangenehm scheint, ist es ein Zeichen, dass der Stoffwechsel ernsthaft herabgesetzt ist. Du weißt, dass du Energie (Kalorien) verbrauchst, wenn du Wärme abgibst. Um das zu maximieren, musst du gut schlafen.

Schlaf macht Haut, Haar und Nägel schön

Für eine OMG-Reaktion machen tolle Haut, tolles Haar und tolle Nägel viel aus. Fettabbau ist ein Anfang, ebenso kluge Ernährung. Noch wichtiger ist allerdings, wie gut deine »Fabrik« in der Produktion von Zellen ist. Und Schlaf beeinflusst diese Produktion!

Im Schlaf werden Schönheitszellen ersetzt. Das soll heißen, dass in den Unterschichten neue Haut-, Haar- und Nagelzellen geboren werden. Es braucht Zeit (zwei bis drei Wochen etwa bei der Haut), bis diese an die Oberfläche kommen und sichtbar werden. Schlechter Schlaf ist nicht sofort offensichtlich (abgesehen von kurzzeitigen dunklen Ringen).

Menschen mit schöner Haut, schönem Haar und schönen Nägeln sind keine Seltenheit. All diese Dinge erfordern die gleichen Voraussetzungen (Protein plus Schlaf), wenn das passt, werden meist alle drei Bereiche gleichzeitig besser.

Wenn du konstant schlecht schläfst, werden die vielen schlechten

Nächte in der Produktion sichtbar. Deine Haut sieht vielleicht uneben aus, heilt schlecht und bildet leicht Narben. Dein Haar wirkt möglicherweise stumpf und fällt vermehrt aus. Und deine Nägel brechen viel zu häufig!

Schöne Haut sieht wie Porzellan aus, das Material, aus dem teure Tassen und Teller gemacht sind. Schönes Haar ist so kräftig, dass man es unbesorgt kämmen kann. Und schöne Nägel bedeuten, dass du weniger Geld für falsche ausgibst!

Im Schlaf verdoppelt sich das Produktionstempo für Schönheitszellen. Daher »Schönheitsschlaf«. Mutter Natur plante diesen Besuch in deinem *privaten Salon* nicht ohne Grund ein. Wenn du dein Bett das nächste Mal siehst, denk dir einfach »Gratisbehandlung« und hol sie dir!

Schlaf fördert alles Positive

Eine weitere während des Schlafes vermehrt ausgeschüttete Substanz ist das Wachstumshormon. Es unterscheidet sich von anderen Hormonen darin, dass der größte Anstieg in den ersten Stunden *nach* dem Einschlafen eintritt. Je besser du schläfst, desto größer wird der Anstieg sein.

Warum spielt das Wachstumshormon eine Rolle? Weil es die meisten anderen guten Substanzen fördert. Das allein reicht schon, um seine Maximierung zu empfehlen. Doch das Wachstumshormon hat noch mehr auf Lager. Es bietet die volle Palette und lässt dich umwerfend aussehen!

Es trägt dazu bei, deine Haut dicker werden zu lassen, die, wie wir nun wissen, während des Schlafes erneuert wird. Es baut auch dein Muskelgewebe wieder auf und stärkt deine Sehnen und Bänder (die dein Skelett und deine Muskeln zusammenhalten).

Das klingt vielleicht nicht so sexy, aber das täuscht. Damit dein Erfolg anhält, musst du dauerhaft verletzungsfrei und gesund sein (und nur so kannst du *sorgenfrei* sein). Das Wachstumshormon hilft bei all diesen Dingen. Aber das ist noch nicht alles.

Das Wachstumshormon verbrennt Fett, *während* du schläfst, besonders wenn du vor dem Schlafengehen nicht übermäßig viel gegessen hast. Zwar ist hauptsächlich die Leber für die Nachtschicht zuständig, doch das Wachstumshormon ist ebenfalls beteiligt. Nur zur Erinnerung, **die ersten Stunden Schlaf sind entscheidend.**

Und auch über die ersten Stunden hinaus wird in kleinen Mengen das Wachstumshormon ausgeschüttet. All das verteilt sich über den gesamten Körper, lässt Haut, Muskeln, Haar und Nägeln schön wachsen. Wirst du schon schläfrig? Bleib dran!

Schlaf wehrt bedrohliche Carbs ab

Machen dir die komplizierten Wörter schon Kopfweh? Entspann dich. Gib ihnen eine Chance, freunde dich mit ihnen an, und sie werden es dir danken – für immer. Wir wissen, dass Insulin ein Hormon ist, das uns nach dem Essen behilflich ist.

Wir schütten es aus, wenn wir Carbs essen (oder auch nur an sie *denken*). Zu viele Kohlenhydrate gleichzeitig im Blut sind nämlich gefährlich. Daher taucht das Insulin auf und räumt auf. Und normalerweise macht es das gut. Besonders, wenn du dich an dieses Buch hältst.

Doch wenn du einmal schlecht schläfst, wirst du buchstäblich über Nacht zum »Versager«, was die Verwertung überschüssiger Carbs angeht. Du produzierst zwar noch Insulin, doch es scheint keine Carbs mehr in die Muskelzellen zu bekommen.

Und diesen ewig gierigen Fettzellen dürfte wirklich nichts etwas ausmachen! Nach einer schlechten Nacht holen sie sich alle überschüssigen Carbs, die sie erwischen können. Kein Scherz, **du kannst durch schlechten Schlaf vom gesunden Menschen beinahe zum Diabetiker werden. Und *beinahe* Diabetiker bedeutet, *total* gut im dick werden.**

Aber keine Sorge. Es gibt ein tolles Mittel gegen diesen vorübergehenden Effekt. Es nennt sich Schlaf! Dieselben Forschungen zeigen, dass dein Körper, sobald du den Schlafmangel ausgeglichen hast, auch die Geschichte mit den Carbs wieder in Ordnung bringt. Insulin funktioniert wieder. Brav!

Va Va Voom im Schlaf

Du weißt, was ich meine, Energie, Schwung, Pepp! Wir alle wissen, wie sich ein Tag *hinzieht*, wenn wir schlecht geschlafen haben. Wir können kaum erwarten, dass er vorbei ist und wir endlich ins Bett können! Schlaf ist keine Panne der Natur, es ist ein Desaster, ihn zu entbehren.

Schlaf kurbelt den Stoffwechsel an, lässt die Haut strahlen, hält Haar, Nägel und Muskeln in Topform und begünstigt die Verwertung von Carbs – das hatten wir bereits. Aber was wohl noch wichtiger ist, er gibt dir Energie.

Ich spreche nicht von dem, was wir im Labor messen können. Ich meine die Art, die Wissenschaftler und Psychologen *verwirrt*. Das, was wir nicht wirklich erklären können. **Wir wissen nicht alles über Schlaf.** Zumindest noch nicht. Aber wir wissen, dass er dich *gut leben* lässt.

Und damit meine ich, **jeden Tag dein Bestes geben lässt.** Gut, das klingt jetzt schon sehr wischi-waschi, gar nicht wie eine klare Empfehlung! Ich kann nur sagen, von denen, die in ihrem Leben große Veränderungen vornehmen (wie du!), sind jene *am erfolgreichsten*, die am besten schlafen.

Vielleicht können wir irgendwann wissenschaftlich erklären, warum das so ist, vorläufig kannst du mir nur vertrauen und glauben. Schlaf hilft dir, Herausforderungen zu bewältigen. Wie zum Beispiel nach dem Aufwachen ein KALTES Bad zu nehmen!

Richtig schlafen!

Ich musste hier einfach ein Rufzeichen setzen. Natürlich weißt du, wie man schläft! Das ist sozusagen eingebaut. Aber es gibt Dinge, die dabei helfen. Manche Tipps funktionieren nur bei einigen Menschen, aber diese hier helfen so ziemlich allen.

Schlafe einmal am Tag

Schläfchen machen Katzen! Der Mensch schläft am tiefsten, wenn er einmal lang schläft.

Schlafe nachts

Wir müssen beim Schlafen jedes Licht meiden, und die Nacht ist dunkel!

Schlafe immer zur gleichen Zeit

Das muss nicht ganz genau sein! Schlaf braucht einfach Regelmäßigkeit.

Schlafe mit Wecker, aber verwende ihn nicht

Stelle den Wecker für alle Fälle, doch steh dann auf, wenn dir danach ist.

Schlafe weder mit leerem noch mit vollem Magen

Du würdest entweder in der Küche oder im Badezimmer landen!

Ein Bett ist nur zum Schlafen da

Solchen Unsinn schreiben Menschen noch immer! Ein Bett ist kein Sarg, das heißt, es hat mehr als nur eine Verwendung!

KURZ UND KNACKIG ...

OMG 6 Schlaf repariert deinen gesamten Körper und kalibriert alle wichtigen Systeme.

OMG 5 Er sorgt dafür, dass dein Stoffwechsel die Kalorien richtig verwertet.

OMG 4 Schlaf setzt das Wachstumshormon frei, das dich Fett abbauen lässt.

OMG 3 Das Wachstumshormon repariert Muskeln, was dich gesund erhält.

OMG 2 Es lässt auch dein Haar, deine Haut und deine Nägel schön wachsen.

OMG 1 Schlaf hilft dem Insulin, mit überschüssigen Carbs richtig umzugehen.

OMG ! **Lass dich durch nichts von deinem Schönheitsschlaf abhalten!**

Trockene Baustelle?

Wasser. Pur, einfach und kostenlos. Gut, *kostenlos* ist es vielleicht nicht immer. Verdient Wasser wirklich ein eigenes Kapitel? Ja. Wir sind doch mehr oder weniger ein Riesensack Wasser! Diese besondere, klare Flüssigkeit wirkt auf den Fettabbau und noch viel mehr.

Kraft aus dem Nichts

Wasser hält dich in Gang. Nicht schlecht dafür, dass es null Kalorien hat. Wie kann das sein? Also zunächst, wenn deine Zellen nicht mit Flüssigkeit gefüllt sind, funktionieren sie nicht richtig. Und ich spreche hier von allen Zellen.

Zellen sind wie ein Fußball. Wenn sie nicht richtig gefüllt sind (ja, ich *weiß*, dass Fußbälle nicht mit Wasser gefüllt sind!), sind sie unbrauchbar. Dann können sie buchstäblich ihren Zweck nicht erfüllen. Wenn Zellen an Wassermangel leiden, schalten sie ab.

Auch Muskelzellen. Im Unterschied zu vielen anderen Arten von Zellen können sie sich jedoch sehr wirkungsvoll rächen, wenn du ihnen nicht genug zu trinken gibst. Sie machen dich körperlich schwächer.

Wenn du ihnen nur drei Prozent weniger gibst, als sie wollen, senken sie dein Leistungsniveau um bis zu 30 Prozent. Das ist eine ordentliche Portion schlechtes Karma! Und wenn du dich so viel schwächer fühlst, wirst du kaum in der Lage sein, einen normalen Tag zu bewältigen.

Noch gefährlicher ist, wenn dir nur *ein wenig* Wasser fehlt. Warum? Weil du deine Müdigkeit dann auf schlechten Schlaf, schlechte Ernährung oder einfach auf einen schlechten Tag zurückführen könntest! Und hinter *all* dem, »Oh, Mann, warum bin ich *so* müde?«, steckt vielleicht nur deine persönliche Trockenheit.

Wenn du in deinen Bewegungseinheiten aktiv bist, schwitzt du mehr und gibst mit jedem Atemzug Flüssigkeit ab. Auch danach gibst du noch vermehrt Flüssigkeit ab, weil du noch abkühlst. Du kannst sogar Wasser verlieren, wenn du *im* Wasser bist.

Wasser lässt dich wachsen

Wenn wir nicht genug Wasser haben, scheint unsere Produktion des Wachstumshormons abzufallen. Nicht nur das, sondern es wird auch während der Bewegung nicht erhöht, was an sich so verlässlich eintritt wie die begehrlichen Blicke der Männer beim Anblick von Angelina.

Die Biologie und Chemie dahinter sind nicht einfach (ich spreche vom Wachstumshormon, nicht vom Angelina-Effekt, der *ist* einfach!). Wassermangel stoppt das Wachstumshormon radikal. Solltest du dich nicht erinnern, das Wachstumshormon baut Muskeln auf, Fett ab und verbessert sogar deine Haut.

Der Wasserhaushalt deines Körpers wird zu einem großen Teil von den **Nieren** gesteuert. Wenn du zu viel Wasser verlierst, verständigen sich deine Nieren mit deinem Gehirn und *halten dich davon ab*, zur Toilette zu gehen! Du sparst Wasser. Doch wenn du dringend Wasser brauchst, kommt das *aus* dem Blut.

Doch was der Körper tun kann, ist natürlich begrenzt. Wir sind schließlich nicht an einen Hydranten angeschlossen. Er braucht also ein wenig Hilfe. Für die Neugierigen, die Wassermenge im Körper scheint keinen Einfluss auf die Faltenbildung der Haut zu haben.

Denn die Falten beginnen sich in der untersten Hautschicht, der sogenannten **Lederhaut**, zu bilden. Die Lederhaut ist immer mit Wasser gefüllt, ähnlich dem Grundwasserleiter im Boden. Geschädigt wird sie durch zu viel UV-Licht (Sonne), zu viel Junkfood und Überbeanspruchung, zum Beispiel durch Stirnrunzeln (wer von uns sagt es Kristen Stewart?).

Weiß jemand, wo mein Wasser ist?

Nun weißt du also, dass genug Wasser deine Muskeln glücklich macht, und dass sie dir das danken, indem sie dich nicht schwächen. Du weißt auch, dass das Wachstumshormon nur bei ausreichender Wasserversorgung durch Bewegung angekurbelt werden kann.

Nun liegt wieder eine Frage auf deinen ausgedörrten Lippen: »Wie viel Wasser brauche ich?« Seit Jahren basteln Wissenschaftler an lächerlich komplizierten Antworten auf diese einfache Frage. Vielleicht ließ unsere Obsession mit Wasser sie nicht aus ihren Labors.

Es gibt die beliebte »acht Gläser Wasser am Tag«-Formel, spezielle Formeln (ich sagte schon, wir würden ihnen niemals entkommen!) sowie Theorien, bei denen du bei jedem Toilettenbesuch die Farbe deines Harns beobachten musst!

Dabei ist die Antwort offensichtlich. **Trink, wenn du durstig bist.** Und schon höre ich dich schreien: »Dann ist es schon zu spät!«, oder vielleicht das Intellektuellere: »Durst ist ein schlechter Indikator für Wassermangel.« Schnurzpowidl!

Unser Körper steuert seinen Wasserhaushalt hervorragend. Auch im Zeitalter der modernen Technik sind unsere Systeme allem, was bisher erfunden wurde, weit überlegen. Die Steuerung unseres Wasserhaushalts kann nur in Extremsituationen versagen. Wann zum Beispiel?

Etwa bei ständiger, intensiver Bewegung bei heißem Wetter. Bei einem Marathon beispielsweise. Aber auch dann muss man darauf achten, nicht zu übertreiben. Läufer sterben auch, wenn sie zu viel Wasser trinken, weil Substanzen, die das Herz weiterschlagen lassen, zu sehr verdünnt werden.

Zurück zum Wassermangel. Durstsignale zu ignorieren, erfordert eine bestimmte Einstellung. Eine, die sich selbst *zwingt*, nichts dagegen zu unternehmen. Und wenn das so bleibt, bringst du dich irgendwann in Schwierigkeiten. **Achte also einfach auf deinen Durst.**

Dein Körper holt sich das Wasser zum Ersetzen der Flüssigkeit von überall her. Wasser trinken geht am schnellsten, dann folgen wasserreiche Nahrungsmittel. Das sind eigentlich die meisten Nahrungsmittel. Sogar das so trocken wirkende Brot enthält Wasser. Ja, ich fürchte, es gibt keinen amtlichen Grund, dass du dein Brot mit Konfitüre »anfeuchten« musst!

Klare Sache

Ich finde reines Wasser so langweilig! Dennoch meide ich aromatisierte Wässer. **Künstliche Süßstoffe sind keine gute Botschaft.** Sie melden deinem Gehirn: »Abendessen ist fertig«, was deine Körperchemie durcheinanderbringt, den Fettabbau reduziert und den Hunger verstärkt.

Vielleicht hast du von Stoffen gehört, die einen Wasserverlust bewirken. Sie wirken diuretisch. Koffein gehört dazu. Es flüstert deinen Nieren etwas zu, die dann dir zuflüstern: »Komm, lass uns die Toilette aufsuchen!«

Aber auch hier wurde die Wirkung von der modernen Forschung übertrieben. Es galt immer, Kaffee und Tee würden uns in runzelige Dörrpflaumen verwandeln! Das ist wirklich nicht der Fall. Vertrau der makellosen Konstruktion deines Körpers und **vertrau deinem Durst.**

Ich möchte diesem Abschnitt noch eines hinzufügen, indem ich darüber spreche, *nichts* zuzufügen. **Dein Körper möchte nur Wasser.** Er braucht die Mineralstoffe in *Mineralwasser* nicht. Und die meisten von ihnen enthalten ohnehin nur wenige Mineralstoffe! Hol dir Mineralstoffe aus der Nahrung!

Was die Sauberkeit des Wassers anlangt, lohnt es sich, das allerbeste ausfindig zu machen. Und das ist schwierig. In Flaschen abgefülltes Wasser ist oft bis zu zwei Jahre alt, wenn du es trinkst. 100 Wochen Aufenthalt in dunklen Lagerhallen entsprechen wohl kaum der in der Werbung gezeigten Frische!

Und zu den Mahlzeiten Wasser zu trinken, hindert dich nicht wirklich am Überessen. Wenn du jedoch *anstelle* von Wasser etwas anderes trinkst, etwa ein Erfrischungsgetränk, nimmst du mit Sicherheit mehr Kalorien zu dir (und ziemlich wertlose noch dazu).

KURZ UND KNACKIG...

OMG 6 Wir brauchen Wasser, nicht zu viel, nicht zu wenig.

OMG 5 Wenn Muskelzellen nicht genug zu trinken haben, wirst du schwächer sein.

OMG 4 Schwäche führt zu Müdigkeit und diese wiederum zu geringerem Kalorienverbrauch!

OMG 3 Wassermangel hindert das Wachstumshormon an seiner Funktion.

OMG 2 Dein Körper erhält Wasser aus allen Flüssigkeiten und auch aus fester Nahrung.

OMG 1 Meide aromatisierte Wässer, denn Süßungsmittel verderben den Appetit und verringern die Fettverbrennung.

OMG ! **Achte einfach auf deinen Durst, wenn er sich bemerkbar macht, trinke!**

Die weniger hübschen Grübchen

Cellulite. Es scheint sie erst seit 1968 zu geben, denn damals wurde dieses Wort erstmals verwendet. Merkwürdig, die meisten Frauen würden glatt behaupten, es hätte sie schon immer gegeben! Dieses eigenartige Problem erschüttert das Selbstvertrauen unzähliger Mädels.

Was *ist* Cellulite? Also die, die davon betroffen sind, wissen garantiert, wie es aussieht. Es tritt am häufigsten am weiblichen Oberschenkel auf und erscheint als kleine Dellen, die besonders auffallen, wenn die Beine gestreckt oder gedrückt werden beziehungsweise wackeln.

Viele Wissenschaftler sind sich auch 2012 noch nicht einig, *was* Cellulite ist. Dies liegt größtenteils an echter Verwirrung in der Wissenschaft, zum Teil dürfte die Unsicherheit aber auch weniger ehrbare Ursachen haben. Und zwar das *Geschäft* mit der Cellulite.

Runde Summen

Cellulite ist kaum Gegenstand medizinischer Forschung. Dennoch scheinen alle paar Jahre »neue« Forschungsergebnisse aufzutauchen. Hier ist ein wichtiger Ratschlag. Lass dich niemals von der Bezeichnung **klinische Studien** täuschen.

Eine klinische Studie ist eine Studie, in einer Klinik. Jeder Klinik! Du könntest in *deinem* Zimmer eine aufmachen. Ich würde dir jedoch nicht raten, sie als »Meine Schlafzimmerklinik« zu bezeichnen! Vielleicht eher etwas Lateinisches, wie »Domus Forschung« (»Haus-Forschung«). Weißt du, was ich meine?

Diese raffinierten, aber gänzlich legalen Bezeichnungen machen uns glauben, wir hätten es mit wissenschaftlichen Fakten zu tun. Die meisten klinischen Studien werden von Kosmetikfirmen finanziert, die man besser als Schöpfer von Sciencefiction bezeichnen sollte!

Die einzigen echten Studien werden als **peer-reviewed** oder begutachtet (durch gleichrangige Fachleute) bezeichnet und erscheinen in wissenschaftlichen Fachzeitschriften. Und über Cellulite gibt es weit weniger Studien, als man dich glauben macht.

Was wissen wir also *wirklich*? Da wäre zuallererst der unliebsame große Brocken – die Vererbung. Wenngleich bis zu 80 Prozent der Frauen Cellulite bekommen, sieht sie doch unterschiedlich schlimm aus, und größtenteils ist daran niemand schuld. Ich muss einfach fragen, warum hast du dir nicht die richtigen Eltern ausgesucht?

Das Zweite, was wir wissen, ist, dass sie bei Männern extrem selten vorkommt. Das ist ein wichtiger Hinweis. Die Haut der Männer ist widerstandsfähiger. Manche Männer bekommen Cellulite, wenn das Testosteron (ein Hormon) weniger wird. Testosteron macht die Haut dicker. Diese Geschichte kommt auch immer dicker!

Drittens ist zu beobachten, dass Cellulite bei den meisten Frauen mit zunehmendem Alter schlimmer zu werden scheint. Je älter man wird, desto mehr Zeit verbrachte man in der Sonne, mit einer schlechten Ernährung und ganz allgemein ungesund. Hinweise über Hinweise.

Wenn wir diese Faktoren zusammennehmen, dürfte **Cellulite klei-**

nen, unregelmäßig verteilten Fettansammlungen knapp unter der Haut entsprechen. Ursache? Entweder eine ungleichmäßige Fettverteilung oder ein Teil des Fettes löst sich, während andere Teile haften bleiben.

Wenn es ungleichmäßige Fettablagerungen sind, woran könnte das liegen? Fettzellen haben wir überall. *Wo* diese ihre Zelte aufschlagen, wird entschieden, wenn über dich entschieden wird. Das heißt, in dem Moment, wo du »ausgebrütet« wirst, mangels besseren Ausdrucks!

Du kannst dir zwar nicht aussuchen, *wo* die Fettzellen sind, aber das bedeutet noch nicht, dass diese Zellen fett *sein müssen*. Fettzellen können randvoll mit Fett oder wie leere Einkaufstaschen sein. Du musst also, nur weil du viele Fettzellen hast, nicht automatisch aussehen wie eine Berg- und Talbahn!

Wenn du dich jedoch entscheidest, Pölsterchen anzusammeln, werden die Fettzellen nur zu gerne anschwellen, jeden Mist aufnehmen, den du ihnen zuwirfst. Irgendwann sind auch *sie* voll. Wenn du die kleinen Dickwanste dann noch mehr strapazierst, wird es irgendwann PENG machen, und sie zerreißen in zwei Teile. Genau, sie verdoppeln sich! Das ist ein »zwei für eins«-Angebot, auf das niemand Wert legt.

Möglicherweise tritt genau in *diesem* Moment die sogenannte Cellulite auf. Wenn Fettzellen an ihre Grenzen (die für dich persönlichen Grenzen) kommen, teilen sich einige und lagern sich dann an beliebigen Stellen ab. **Eine massive Zellexplosion und Neuansiedlung unter der Oberfläche.**

Das tritt nur ein, wenn du zulässt, dass du dick wirst. Wie dick? Schwer zu sagen. Bei manchen Menschen, in manchen Bereichen des

Körpers tritt das leicht ein. Wenn du mehr Fettzellen bekommst, steigt jedoch eindeutig dein Potenzial fürs Dicksein. Gar nicht gut.

Um das zu vermeiden, **bleib schlank, solange du noch jung bist.** Das gilt vermutlich bis zum Alter von 21 Jahren. Nach diesem Alter teilen sich Fettzellen wesentlich schwerer. Es ist jedoch auch dann nicht unmöglich, falls jemand alle Rekorde brechen möchte!

Schlanke Figur und Cellulite

Einige von euch werden beim Lesen nun denken: »Ich kenne einige Mädels, die gar nicht dick sind, aber *dennoch* Cellulite haben.« Da ist was dran. Cellulite kommt bei schlanken Menschen weniger häufig vor, aber es gibt sie. Warum?

Könnte an dem oben Geschilderten liegen, kombiniert mit einem weiteren Problem. Der *Beschaffenheit* deiner Haut. Die Haut ist unser größtes Organ und spiegelt wider, was sich im Inneren abspielt. Und das Innere ist immer kompliziert!

Um auf Männer und Cellulite zurückzukommen, sie scheinen sie kaum zu bekommen, auch wenn sie dick werden. Männer haben gewöhnlich eine dickere Haut als Frauen. Das liegt daran, dass sie über etwas mehr **Kollagen** und **Elastin** verfügen.

Diese entsprechen in der Haut Ziegeln und Zement, sie halten sie buchstäblich zusammen. Wenn du eine starke Wand errichtest, weißt du nicht, was dahinter vorgeht. Ist die Wand weniger stabil oder die starke Wand beschädigt, sieht die Sache anders aus.

Dickere Haut wirkt glatter, egal, was unter der Oberfläche vorgeht.

Ein Mann könnte ähnlich viele Fettzellen haben, die aus allen Nähten platzen, aber man würde es nicht sehen, weil seine Haut widerstandsfähiger ist. *So* unfair!

Der Ausgleich

Du hast also nun genug vom genetischen Glück der Männer! Du willst wissen, ob du irgendetwas tun kannst, um Cellulite loszuwerden. Du kannst. Du kennst all diese Ideen schon, doch vielleicht siehst du sie nun in einem neuen Licht.

Nacht(b)eulen

Klingt langweilig, aber ausgiebiger Schlaf kommt deinen Oberschenkeln zugute. Denn Schlaf sorgt für eine deutliche Zunahme der Produktion von dem Wachstumshormon. Das Wachstumshormon lässt die Haut mit Sicherheit dicker und somit glatter werden, kleine Dellen sind dann weniger leicht sichtbar.

AGE: Alter oder was?

Auch wenn du nicht zur Kenntnis nimmst, dass zu viele Carbs dich dick machen, wird es irgendwann schwer, nicht zu merken, was sie deiner Haut antun. Zu viele Carbs führen zur Entstehung von **Advan-**

ced Glycation End Products, kurz AGEs. Ich weiß, eigentlich müsste es AGEP heißen. Sollen die in den Labors auch mal ihren Spaß haben!

Was sind AGEs? Auch wenn AGE in der Praxis natürlich mit Alter zu tun hat, handelt es sich hier um etwas ganz anderes: nämlich um Proteine, die durch eine unkontrollierte Reaktion mit überschüssigen Kohlenhydraten geschädigt werden. Kollagen und Elastin, Ziegel und Zement deiner Haut, sind Proteine, deren Struktur in dieser Weise leicht geschädigt werden kann. Wie du dir vorstellen kannst, wird man mit beschädigten Ziegeln nur schwer eine stabile Mauer (Haut) errichten können.

Von der Schädigung durch AGEs ist der Großteil des Körpers betroffen. Die Haut wird geschwächt und faltig, was Cellulite verschlimmert oder begünstigt. Aber sie machen auch unserem Herzen und den Arterien zu schaffen. Es könnte pflanzliche Nährstoffe geben, die davor schützen können, aber die Erforschung ist schwierig.

Gegen AGEs geht man an, indem man den Anteil der Carbs in der Ernährung klug wählt. Besonders wichtig ist es, diese industriell hergestellten Zucker (die auf »-ose« enden) zu meiden. Sie greifen Kollagen und Elastin am schnellsten an und lassen deine Haut älter erscheinen, als deine Geburtsurkunde angibt.

Wenn du dich eine Zeitlang schlecht ernährt hast, wird der Umstieg auf weniger Carbs tatsächlich sichtbare Veränderungen bewirken. In sechs Wochen wirst du zwei bis drei Portionen völlig neuer, besser ernährter Haut gebildet haben, die *wesentlich* gesünder aussieht. Mach das ein Jahr lang, und du könntest die Uhr um zehn Jahre zurückdrehen (mit individuellen Unterschieden, wer zwölf ist, wird nicht wie zwei aussehen!).

»Glätteisen«

Gewichtstraining könnte zum Verschwinden (oder zur Vorbeugung) von Cellulite beitragen. Eisen pumpen, kurbelt nicht nur das die Haut stärkende Wachstumshormon an, es kann auch die Durchblutung eines Bereiches kräftig verbessern. Und das ist großartig!

Bewegung führt immer zu besserer Durchblutung, doch wenn du dich dabei auf einen Bereich konzentrierst, wird der Blutfluss dort *wirklich* kraftvoll. Wenn du deine Oberschenkel mit Gewichtstraining bearbeitest, befördern die Muskeln Blut in jeden Winkel.

Einige Forschungen *deuten darauf hin*, dass das ungleichmäßige Erscheinungsbild von Cellulite daran liegen könnte, dass manche Zellen nicht ausreichend mit Blut und Nährstoffen versorgt werden. Das kann sich als richtig herausstellen oder auch nicht. Eine verbesserte Durchblutung schadet jedenfalls sicher nicht.

Beweg dich also weiterhin auf die übliche Weise, achte aber darauf, mindestens dreimal im Monat mit Gewichten zu arbeiten, auch an den Oberschenkeln. Wenn du es genau überlegst, dauert das vermutlich nicht länger als 30 Minuten pro Monat. Das lohnt sich!

Noch mehr bewegen

In den Abschnitten *Schlanktauchen* und *Unterhaltung für Partygäste?* stießen wir schon auf das Lymphsystem. Es ist gewissermaßen eine zweite Blutbahn, die Proteine und Fette sowie weiße Blutzellen enthält, welche Krankheiten abwehren.

Eben ging es darum, dass Cellulite vielleicht in schlecht durchbluteten Bereichen entsteht. Eine verbesserte Durchblutung wäre eine Möglichkeit, eine Drainage des Lymphsystems eine weitere. Drainage bedeutet hier, die Flüssigkeit *in Bewegung* zu bringen.

Dafür könnte eine Bürstenmassage während des *Schlanktauchens* hilfreich sein. Vergiss nicht, der Druck muss leicht sein, gebürstet wird immer *zum Herzen*. Glücklicherweise sind in der Badewanne die Oberschenkel, wichtigstes Cellulite-Opfer, gut zugänglich.

Die einzige andere Möglichkeit, den Lymphfluss zu verbessern, ist tiefes Atmen. Experten sprechen oft vom Joggen als hilfreich gegen Cellulite. Das stimmt, hat aber eigentlich nichts mit dem Jogging zu tun. Es liegt hauptsächlich am Nebeneffekt, der verstärkten Atmung.

Wenn wir tief einatmen, steigt der Druck in unserem Inneren und zwingt so viel Lymphflüssigkeit, sich schneller durch das System zu bewegen. Ballons aufblasen ist großartig, weil es uns regelmäßig und tief atmen lässt.

Natürlich wird dabei die Ausatmungsmuskulatur (die den Bauch flach macht) stark beansprucht, aber wir atmen ja auch tief ein. Tiefenatmung ist für die Gesundheit allgemein und für die Ausschüttung von dem Wachstumshormon sehr günstig, also lass die Ballons steigen!

Schlank werden

Genau, nichts anderes. Zu Beginn des Kapitels war von sich füllenden Fettzellen die Rede, nochmals eine kurze Erinnerung. **Das Beste, was**

du zur Reduktion oder Vermeidung von Cellulite tun kannst, ist dafür sorgen, dass deine Figur in Ordnung ist. Und das heißt sicherlich, nicht zu dick sein.

Ich kann dir weder ein exaktes Körpergewicht noch eine Größe für deine Oberschenkel nennen. Die Antwort steckt tief in deinem genetischen Code. Ich kann nur sagen, wenn du **schlanker wirst**, reduzierst du die Größe einzelner Fettzellen, und das verbessert die Struktur deiner Haut.

Die Wahrheit über Cellulite-»Mittel«

Sie helfen nicht. Was für eine Art, einen Absatz zu beginnen. Ich wollte einfach deine Zeit nicht verschwenden. Die könntest du viel besser mit Bewegung, besserer Ernährung und Nichtstun (Schlafen) zubringen. Schönheit ist irgendwo zwischen Nahrungsmittel- und Pharmaindustrie angesiedelt.

Daher entgeht sie meist den Vorschriften, die für jede der beiden Seiten gelten. Wie bereits erwähnt, klinische Versuche haben sehr wenig Aussagekraft. Die meisten Cremes dringen nicht bis in die Lederhaut, die tiefste Hautschicht, vor. Manche Fettzellen liegen noch tiefer.

Auch wenn du liest: »verbessert das Erscheinungsbild von«, mach einen Schritt zurück und lies den Satz nochmals. Er bedeutet: »Wir können nichts dagegen tun, aber wir verbergen es für ein paar Stunden.« Ganz schön, wenn du unterwegs zu einer Party bist, aber mach dir klar, dass die Cellulite dich keineswegs verlassen wird.

Fettabsaugung ist keine gute Lösung. Man kann damit eine große Zahl von Fettzellen entfernen, aber es können starke Narben zurückbleiben. Wie deine Haut oder dein ganzer Körper auf einen Eingriff reagieren werden, lässt sich nicht vorhersagen. Sei gut zu dir. Mach etwas anderes.

KURZ UND KNACKIG...

OMG 6   Cellulite erklärt sich wahrscheinlich durch zu viele oder zu große Fettzellen unter deiner Haut.

OMG 5   Die erste Strategie muss lauten, dein Körperfett generell zu reduzieren.

OMG 4   Wenn du unter 21 bist, bleib schlank, um zu verhindern, dass sich Fettzellen verdoppeln.

OMG 3   Schlafe tief, um das Wachstumshormon anzukurbeln, das die Haut stärker werden lässt.

OMG 2   Beschränke die Carbs, da große Mengen die Struktur der Haut schädigen.

OMG 1   Wende im Bad Bürstenmassagen an, um den Lymphfluss anzuregen.

OMG !   **Setze all diese Tipps um und warte ab, was in zwei bis drei Wochen passiert!**

Grün vor Neid

Kaffee ist morgens ideal, aber du kannst nicht den ganzen Tag Tasse um Tasse davon trinken. Ein Zuviel ist bei allem eher nicht gut für dich. Kaffee und das darin enthaltene Koffein sind ebenfalls schlecht, wenn du zu viel davon erhältst.

Kaffee regt das Zentralnervensystem an, wenn du ihn die ganze Zeit schlürfst, könntest du total überdreht sein. Im schlimmsten Fall könnte er Herzrhythmusstörungen verursachen. Das fühlt sich beängstigend an und kann gefährlich werden.

Bei manchen Menschen verringert zu viel Koffein auch dessen Wirkung. Damit versucht der Körper, sich vor einer übermäßigen Stimulierung zu schützen. Danach brauchst du dann wesentlich mehr Koffein, um dieselbe Anregung zu erzielen.

Um das zu vermeiden, nimmst du deinen Koffeinschub am besten einmal am Tag, idealerweise nach dem Aufwachen, zu dir. So erhältst du alle Vor- und keine Nachteile. Irgendwann lässt die Wirkung des Koffeins jedoch nach.

Das dauert etwa sechs Stunden. Dann haben wir aber immer noch ein großes Stück Tag vor uns. Glücklicherweise stellt uns die Natur einen weiteren Geheimtrank zur Verfügung! **Grüner Tee.** Er enthält etwas Koffein, aber nicht genug fürs Chaos. Und er enthält andere gute Dinge.

Grüne Teeblätter stammen aus derselben Familie wie schwarzer Tee, durften aber nicht so lange mit der Luft reagieren. Aufgrund dieser Frische enthält grüner Tee große Mengen des sogenannten **Epigallocatechingallat**. Bitte auswendig lernen.

Du hast das hoffentlich nicht ernst genommen! EGCG, in der Abkürzung, ist hochwirksames Zeugs. Es bewirkt gleich dreierlei. Da grüner Tee billig und leicht erhältlich ist, wäre es verrückt, dein Anti-Fett-Arsenal nicht damit aufzurüsten.

Vogelscheuche grüner Tee

Grüner Tee scheint den Appetit zu verringern – fabelhaft! Damit hörst du natürlich nicht ganz auf, dich auf Essen zu freuen. Der Appetit wird nur in seine natürlichen Schranken verwiesen. Nicht zu hoch und nicht zu niedrig. Genau *richtig*.

Das erreicht er mithilfe einer als Noradrenalin bezeichneten Substanz. Diese Substanz wird freigesetzt, wenn dein Körper sich bedroht fühlt (etwa von einem Dinosaurier, Arbeitskollegen oder Lehrer). Damit **kann grüner Tee den Appetit reduzieren.**

Die Verdauung erfordert ein wenig Energie und eine gute Durchblutung. Wenn dein Gehirn dich an der Schwelle zu einem Kampf vermutet, benötigt es den Sauerstoff an anderer Stelle dringender. Nämlich im Herzen und in deinen Muskeln. Der Appetit wird zurückgeschraubt.

Schmelzofen grüner Tee

Die eben erwähnte Substanz, Noradrenalin, dämpft die Verdauung. Doch der Körper weiß natürlich, dass er, wenn du in Schwierigkeiten bist und im Magen keine Nahrung mehr verarbeitet wird, die Energie anderswo bekommen muss.

Ta da! Grüner Tee handelt wie der ebenfalls grüne *Shrek* und befreit Prinzessin Fiona aus ihrem Turm. In unserem Vergleich steht die Prinzessin für das vorher eingesperrte Körperfett! Verzeihung, Eure Hoheit. **Grüner Tee hilft dir, gespeicherte Fettenergie zu »retten« und einzusetzen.**

Hütehund grüner Tee

Die Substanzen im grünen Tee helfen dir auch bei der Verwertung all dieser überschüssigen Carbs nach einer Mahlzeit. Dazu machen sie die Muskeln vermehrt aufnahmebereit. So gelangen weniger übrige Carbs in die Fettzellen.

Zu diesem Zweck wird die Insulinwirkung verbessert. Ich möchte dich *nochmals* daran erinnern, wie wichtig das ist. Insulin ist ein Schafhirte, der Nährstoffe aus dem Blut holt und in die Zellen geleitet.

Zusammengefasst könnte man sagen, es bringt Carbs in die Muskeln. Es hat jedoch auch eine kleine, wenngleich wichtige Rolle bei *anderen* Nährstoffen. Die bezeichne ich als seine *Hütehund-Funktion* (anstelle der *Hirtenrolle*, in der es Platz für die Herde der überschüssigen Carbs suchen soll).

Der Hütehund grüner Tee hilft dir, Nährstoffe wie *Protein, Vitamine* und *Mineralstoffe* in die Muskelzellen zu bekommen, aber auch in deine Organe. Das ist toll, wenn du Körperfett abbaust, denn es sorgt dafür, dass deine Kalorien verbrennenden Muskeln gesund bleiben.

Beim Abnehmen verlieren manche Menschen viel Muskelmasse. Ein Verlust an Muskelmasse ist aus vielen Gründen schlecht. Es klingt verrückt, aber dieser harmlose grüne Tee unterstützt die Insulinwirkung, welche wiederum die Muskeln kräftig erhält. Ergebnis!

Gemeinsam sind wir großartig

Grüner Tee bringt am meisten, wenn du ihn mit anderen gesunden Dingen *kombinierst*. Mit allem, was du in diesem Buch gelesen hast, beispielsweise! Alleine scheint er den Kalorienverlust um etwa 50 bis 100 pro Tag zu erhöhen. Aber Kalorien sind natürlich nicht alles.

In Verbindung mit zusätzlicher Bewegung und besserer Ernährung kann die Wirkung des grünen Tees sehr viel größer sein. Das bezeichnet man als **Synergie**. Dann sind einzelne Veränderungen *gemeinsam* in bestimmter Weise mehr wert, also eine komplizierte Ausdrucksweise für $1 + 1 + 1 = 4$.

Wann und wie trinkt man grünen Tee

Wir sind alle verschieden, doch Forschungen deuten darauf hin, dass grüner Tee zu wirken beginnt, wenn du zwei bis vier Tassen pro Tag trinkst. Das sind 500 bis 1000 Milliliter. Ich weiß, das klingt nach schrecklich viel Flüssigkeit!

Es gibt Grüner-Tee-Präparate (Kapseln und Tabletten). Die kann ich nicht empfehlen. Warum? Sie rasseln zu sehr! Im Ernst, eine natürliche Quelle ist, so verfügbar, gewöhnlich das Beste und Gesündeste. Halte dich an das Getränk.

Heißer Tee ist schwer zu trinken. Vielleicht magst du auch den Geschmack von grünen Tee überhaupt nicht, egal, bei welcher Temperatur! Du könntest ihn vollständig abkühlen lassen und anstelle von Wasser den ganzen Tag oder rund um deine Bewegungseinheiten trinken.

Du weißt, wir haben es auf die besonderen Substanzen abgesehen, gib also **keinen Zucker und keine Milch in deinen grünen Tee.** Das würde die Wirkung auf die Fettverbrennung zunichtemachen. Besser gar keinen grünen Tee als einen »Happy Frappé Chappy Mocha Choca Latte«!

Die meisten heutigen Marken sind von guter Qualität. Das Beste sind vielleicht immer noch lose Teeblätter aus Spezialgeschäften für Chinesische Medizin. Wichtig ist, dass der Tee (oder Teebeutel) drei bis fünf Minuten im heißen Wasser zieht.

Wenn du grünen Tee zu den Mahlzeiten trinkst, dann vielleicht zum Abschluss. Grüner Tee fördert zwar rasch die Ausschüttung hilfreicher Substanzen und sättigt, es ist jedoch nicht sinnvoll, den *Genuss* einer Mahlzeit zu schmälern.

Der Koffeingehalt von grünem Tee in den von mir empfohlenen Mengen ist so gering, dass er den meisten Menschen keine Probleme bereitet. Doch wie ich immer sage, wir sind alle verschieden, wenn du also feststellst, dass du abends weniger schläfrig bist, reduziere ihn um eine Tasse.

KURZ UND KNACKIG...

OMG 6   Grüner Tee enthält EGCG, eine Substanz, die die Produktion von Neurotransmittern fördert.

OMG 5   Diese werden deinen Appetit ein wenig verringern.

OMG 4   Sie erhöhen auch die Fettverbrennung zwischen den Mahlzeiten.

OMG 3   Grüner Tee verbessert die Insulinwirkung in der Aufnahme überschüssiger Carbs.

OMG 2   Trink zwei bis vier Tassen pro Tag (500 bis 1000 Milliliter).

OMG 1   Füge nach Möglichkeit weder Milch noch Zucker zu.

OMG !   **Besorg dir deinen grünen Tee und lass sie grün werden vor Neid!**

Schwarz auf Weiß?

Die meisten von uns sind ohne weiteres bereit zu glauben, was sie lesen. Wenn es hier schwarz auf weiß steht, *muss es stimmen*. Gedrucktes wirkt irgendwie offiziell und daher sachlicher als altmodische Handschrift. Doch diese Gewohnheit, zu sehen und zu glauben, kann für deine Gesundheit gefährlich sein.

Dieser Abschnitt ist eine bunte Mischung aus Dingen, die du wissen solltest, wenn du dich hinauswagst … in den Lebensmittelladen! Das kann ein verwirrender Ort sein, manchmal steckt er voller Lügen. **Du musst schlau sein, um es mit dem schönen Schein des Gedruckten aufzunehmen, aber es *ist* machbar.**

Geschenk oder Verpackung?

Verpackung. Erzählt Lügen. Sie will dir nicht behilflich sein. Sie will das Produkt verkaufen. Die Lebensmittelindustrie ist riesengroß, um sich hervorzuheben, müssen Firmen tun, was sie können, um dich vom Kauf einer anderen Marke abzubringen. Wie würdest du das anstellen?

Vor vielen Jahren wurde einfach der Geschmack des Produkts angepriesen. Geschmäcker sind zwar verschieden, ihn zu vermarkten ist jedoch ehrlich. Doch Firmen wissen, dass wir heute Lebensmittel nicht nur wegen ihres Geschmacks oder auch ihres Aussehens wählen. Wir bringen Nahrung mit unserem Körper in Verbindung.

Mit Körper meine ich hier zwei verschiedene Aspekte. Wir denken daran, wie ein Nahrungsmittel sich auf *unser Äußeres* und auf *unser Inneres* auswirkt. Bunte Verpackung und guter Geschmack lassen sich nicht unbegrenzt steigern, unsere Phantasie, unsere Sorgen und unsere Hoffnungen kennen jedoch keine Grenzen.

Von Zeit zu Zeit haben wir alle Sorgen. Das kann unser Gewicht, unsere Haut oder vielleicht unser Wohlbefinden sein. Daher hoffen wir auch, unser Wunschgewicht, eine tolle Haut oder exzellente Gesundheit zu erreichen. Wer würde sich all das *nicht wünschen*?

Wir tragen diese Gedanken mit uns herum, suchen nach Lösungen. Ob du im Laden bist, fernsiehst oder einen Spaziergang machst, dein Gehirn hält Ausschau nach Möglichkeiten, seine Sorgen zu reduzieren oder seine Hoffnungen zu erfüllen. Darauf sind Lebensmittelhersteller *angewiesen*.

Und sie setzen es ein, um Produkte zu entwickeln und zu vermarkten, die all unseren Bedürfnissen entsprechen. Theoretisch achten Regierungsbehörden darauf, dass Firmen uns nicht belügen können. Das ist eine schwierige Aufgabe und kaum lückenlos zu erfüllen!

Ab Anfang der 1980er begannen sich die Lebensmittel in den Regalen zu verändern. Sie waren auf einmal gut fürs Herz, fürs Gewicht, kalorienarm, fettarm ... und seit kurzem sind sie Überflieger. Ähem ... besonders *nährstoffreich*, meine ich.

Je größer unsere Besessenheit nach Gesundheit und gutem Aussehen wird, desto mehr sind Firmen darauf versessen, Geld damit zu verdienen. Doch die Firmen sind gierig geworden. Daher trägt nun schon fast jedes Produkt in unseren Läden die Aufschrift »gesund«!

Es ist schon richtig, dass man kein Lebensmittel als »ungesund« bezeichnen kann, solange man sich nicht ausschließlich davon ernährt. Aber die Behauptung, alle Lebensmittel wären als »gesund« anzusehen, einfach *mehr* davon zu essen, würde dich *gesünder* machen, ist auch nicht gerechtfertigt.

Sobald die großen Fische begannen, ihre Produkte als »gesund« zu bezeichnen, mussten die kleinen folgen oder riskieren, dass ihre Kunden auf andere Marken umsteigen. Der Trend begann mit Joghurt, Zerealien und Getränken, und die magischen sechs Buchstaben werden sicher nicht mehr verschwinden.

Es gibt einige Methoden, wie die Nahrungsmittelhersteller (und Läden) *Gedrucktes* gezielt einsetzen. Sehen wir uns einige der wichtigsten an. Sobald dir das bewusst ist, wirst du mit neuem Selbst- und Zielbewusstsein durch den Lebensmittelladen schreiten.

Pfeilgiftfrösche und Lebensmittel

Biologisch zieht immer noch. Wenn etwas »bio« ist, dann enthält es sicher keinerlei chemische Zusätze. Das ist großartig, denn wer weiß schon, was bestimmte Chemikalien langfristig auslösen könnten. Aber »bio« kann nicht garantieren, dass etwas gesund ist.

Tief in den Regenwäldern des Amazonas gibt es Frösche, deren Haut bei Berührung tödlich ist. Einige von ihnen sind giftiger, als *alles*, was wir im Chemielabor herstellen können. Auch heute können wir sie an Giftigkeit *nicht übertreffen*. Aber, denk dir, sie sind biologisch!

Sind solche Froschvergleiche nicht herrlich! Wenn ich mich für ein Nahrungsmittel *entschieden* und die Wahl zwischen bio und nicht bio habe, nehme ich bio. Aber mir ist klar, dass die Bezeichnung biologisch bei bestimmten Lebensmitteln nicht mehr ist als ein Wort, dass bei Scrabble alle Plättchen verbraucht!

Als »bio« verkauft man uns Dinge, an denen wir normalerweise vorbeilaufen würden. Für Gesundheitsbewusste klingt »Bio-Pizza« automatisch weniger verwerflich als nur »Pizza«. Ich musste mir nach diesem Satz nun glatt die Lippen lecken!

Bio zu wählen ist so, wie bei Scrabble alle zehn Buchstaben zu legen, es gibt einen Bonus. Aber das Spiel ist noch nicht gewonnen. Behörden versuchen, falsche gesundheitsbezogene Angaben zu unterbinden, aber sie können nicht verhindern, dass aus allen Richtungen der Ruf »bio« ertönt.

Und sie können uns nicht daran hindern, dass wir *bio für gesund halten*. **Wenn du also das nächste Mal *Bio-Schokolade, Bio-Eiscreme, Bio-Pizza* oder *Bio-Irgendwas* siehst, streich das Wort *Bio* und triff *dann* deine Entscheidung, ob du das essen solltest.**

Für die Zukunft wünsche ich mir, dass alle Lebensmittel bio sind. Wie sie einmal waren. Wenn sie wieder so werden, können wir alles andere außer Acht lassen und nur überlegen, ob etwas *grundsätzlich gesund* ist. Bis es so weit ist, sei klug. **Streich im Geist »bio«, *dann* wähle.**

Panda, Potter und Lebensmittel

Pandas essen pro Tag etwa 14 Kilo Bambus. Pro Tag! Alter, sieh dir mal den Abschnitt Tellergröße an! Wir wussten lange Jahre nicht, warum. Vor einiger Zeit entdeckte die Wissenschaft, dass vor langer, langer Zeit irgendetwas Pandas davon überzeugte, dass sie nur Bambus essen können. Merkwürdig.

Wir wissen, dass das ihren Körper veränderte und dass Bambus nun wirklich das Einzige ist, was sie essen können. Doch Bambus ist Schrott! Bambus enthält kaum Nährstoffe, daher müssen Pandas auch so viel davon essen.

Warum ich hier über Pandas spreche? Sie sind so putzig und so kuschelig ... genau, Pandas sind ein Beispiel, knallharte Typen wie wir können von ihnen lernen. Viele unserer Lebensmittel enthalten angeblich »reichlich« von einem Nährstoff, ohne dass das wirklich stimmt. Kehren wir zum Menschen zurück.

Popcorn. Wenn du scharf hinsiehst, könntest du sagen, es enthält Kalzium. Wir alle lieben Kalzium, es stärkt unsere Knochen. Weißt du, wie viel Popcorn du essen müsstest, um eine vernünftige Menge Kalzium aufzunehmen?

Du müsstest alle acht *Harry Potter*-Filme hindurch (Nummer fünf *eingeschlossen*) ununterbrochen Popcorn schaufeln! Oder du könntest den ersten, zweiten und dritten (köstlich) ansehen, ins Foyer hinausgehen, ein Glas Milch kippen und mit viel Kalzium und ohne *Potter*-Bedauern nach Hause gehen!

Niemand sollte gezwungen werden *Der Orden des Phoenix* anzusehen! Aber im Ernst, Firmen versuchen uns oft einzureden, ihr Produkt wäre »reich an« irgendetwas, *obwohl es nicht stimmt*. Häufig sind »reich an Ballaststoffen« oder »reich an xxx«, wenn xxx ein wichtiger Nährstoff ist.

Nehmen wir Brot. Damit es als »ballaststoffreich« bezeichnet werden darf, muss ein Nahrungsmittel in manchen Ländern mindestens drei Gramm Ballaststoffe pro Portion enthalten. Drei Gramm sind eine gute Menge. Doch **Behörden können Firmen nicht zwingen, eine fixe Portionsgröße zu definieren.**

Eine Firma stellt vielleicht Brot mit »drei Gramm Ballaststoffen pro Portion« her und die Portionsgröße ist *eine Scheibe*. Eine andere Firma hat auch »drei Gramm Ballaststoffe pro Portion« vorzuweisen, aber deren Portion sind *vier Scheiben*. Wie hinterhältig!

Diese *Panda-* und *Potter*-Prinzipien sind für die meisten Besuche im Lebensmittelladen nützlich. Um von dem gesunden Zeugs, auf das wir aus sind und das angeblich so »reichlich« enthalten ist, eine winzige Menge zu erhalten, sind oft riesengroße Portionen nötig!

Alles in allem veranlassen uns solche Tricks Lebensmittel zu kaufen, die wir nicht wirklich brauchen. Diese Lebensmittel versprechen uns *gesund* zu machen, doch üblicherweise lassen sie uns bloß *zu viel essen*. Und häufig sind es *Carbs*, von denen wir zu viel verputzen.

Schmutzige Schuhsohlen und Lebensmittel

So viele Lebensmittel nennen sich »gesund«, weil sie irgendeinen brandneuen Nährstoff enthalten. Wenn du der Sache *nachgehst* und anschließend den Schmutz auf den Schuhsohlen analysierst, wirst du sicherlich einen Meganährstoff finden. Im Ernst! Organisiere dir ein Mikroskop.

Aber damit, dass du den Schmutz von deinen Schuhsohlen leckst, wird niemand reich werden! Auch müsstest du sehr viel Schmutz zu dir nehmen, um eine winzige Menge spezieller Nährstoffe zu erhalten. Gleichzeitig würdest du vermutlich sehr viel Schlechtes aufnehmen.

Klingt extrem, ist aber gewissen Lebensmitteln gar nicht so unähnlich. Sie werden als »gesund« beworben, haben aber *wenig* gute Nährstoffe und *jede Menge* schlechte vorzuweisen. Und das ist das wirklich Schlimme an diesen Produkten: wenig Nährwert für seinen Geldwert.

Nehmen wir ein Beispiel. Fruchtsaft, der praktisch keinen Fruchtsaft enthält! Davon sind sehr viele auf dem Markt. Ich behaupte hier nicht, dass Fruchtsaft an sich gesund ist, doch wenn ich Fruchtsaft kaufe, soll auch Fruchtsaft drin sein!

Im betreffenden Produkt würdest du künstliche Aromen, künstliche Farbstoffe, künstliche Süßungsmittel, künstliche Konservierungsstoffe und jede Menge Industriezucker finden. Dabei hättest du es vermutlich *als* Fruchtsaft gekauft, der jedoch meist nur etwa zehn Prozent davon ausmacht!

Manche Produkte nützen jede neue Welle, die durch die Medien rollt. Nehmen wir **Lycopin**, ein Pflanzenstoff, der reichlich in Tomaten vorkommt und Anti-Aging-Potenzial hat. Als sich seine Vorteile herumsprachen, trug plötzlich jede Flasche Ketchup die Aufschrift »gesund«.

Ketchup enthält tatsächlich Lycopin, aber das liegt an den Tomaten. Nicht an dem vielen zugesetzten Zucker, den Aromen oder den Konservierungsstoffen. Und selbst bei unserem Ketchup-Konsum ist es schwierig, auf diese Weise eine nennenswerte Menge aufzunehmen.

Zu erwähnen wäre auch, dass manche Firmen Nährstoffe aufgrund neuer Erkenntnisse hochjubeln, wenn es sich nicht *wirklich* um eine Erkenntnis handelt. Ich meine, weil die Bedeutung der Forschungen übertrieben wurde.

Du bist auch ohne Lycopin gut zurechtgekommen, aber sobald du davon wusstest, musstest du es haben! Und die extra Carbs mit dazu. Lycopin ist nur einer von Tausenden, wenn nicht Millionen Pflanzenstoffen, die es gibt. Panik vorüber.

Wie bei *Panda und Potter* ist auch die Sache mit den *Schmutzigen Schuhsohlen* etwas, auf das man achten sollte. Lass dich nicht umstimmen, weil etwas angeblich »gesund« ist. Die gesündesten Nahrungsmittel müssen nicht erst auf sich AUFMERKSAM machen. Wer sich so in den Vordergrund drängt, hat oft eine Menge ungesundes Zeug *zu verbergen*.

Rosa Brille und Lebensmittel

Nun sind wir bei der neuesten Entwicklung angelangt. Produkte, die behaupten, du würdest dich durch sie *gut fühlen*. Das beste Beispiel dafür sind wohl Joghurts. Nur keine Missverständnisse, viele Joghurts sind ausgezeichnete Nahrungsmittel. Hörst du schon das »aber« heranschleichen?

Aber manche Hersteller sind einfach nie zufrieden! Sie schafften es, uns »fettfreie« Joghurts (kohlenhydratreich), »kalziumreiche« Joghurts (du brauchst einen Eimer voll) und »laktosearme« Joghurts (sie enthielten ohnehin nie viel Laktose) anzudrehen.

Nun gehen sie noch weiter. Nun erfanden sie »Wohlfühl«-Joghurts. *Wohlfühlen?* Wie du dich fühlst, ist doch wohl eine sehr persönliche Sache. Die Kerle sind schlau. Sie lernen von der Kosmetikindustrie. Sie machen »Versuche«.

Genauer gesagt sprechen sie nicht von »klinischen Versuchen«, aber vom nächstbesten. Sie arbeiten mit Slogans wie »acht von zehn Frauen fühlten sich nach zwei Wochen unendlich besser«. Jeder will dazugehören.

Firmen wissen, dass sie nicht direkt behaupten können, ihr Produkt würde zu mehr Wohlbefinden oder mehr Schönheit führen. Doch sie können von anderen erzählen, die behaupten, es täte *genau* das! Ein Beispiel für, »das stammt nicht von uns, sie hat das gesagt«. Menschenskind, das funktioniert vielleicht!

Du brauchst dazu nur eine hungrige, arme Gruppe von zufällig ausgewählten Personen, die dein Produkt testen und dann einen Fragebogen ausfüllen. Wenn die Gruppe sagt, es hätte Wohlbefinden erzeugt, kannst du das deinen Kunden erzählen. Zwei Probleme. Die Menschen sind nicht zufällig ausgewählt, und die Gruppe ist zu klein.

Personen, die an Umfragen teilnehmen, sind meist zufällig ausgewählt. Doch Forscher der Lebensmittelbranche mögen diese Umfragen an der Straßenecke nicht besonders. Sie geben gerne Anzeigen auf, suchen Personen, kümmern sich gut um sie und bezahlen sie. Wenn du Fremde so behandelst, sind sie meist auch nett zu dir!

Lebensmittel- (und Kosmetik-)Branche halten Umfragen klein. Das heißt, unter 1000, manchmal sogar unter 100. Größere Gruppen sind *schwerer* bei Laune zu halten! Übrigens, wenn 75 Prozent etwas für gut befanden, waren 25 Prozent nicht dieser Meinung. *Obwohl* sie bezahlt und zuvorkommend betreut wurden!

Entscheidend ist, wir kaufen diese Lebensmittel oft aufgrund schwer haltbarer Behauptungen und nehmen an, dass sie auch uns zu »mehr Wohlbefinden« verhelfen werden. Solche Produkte enthalten meist tonnenweise Zucker, wenn wir **einmal begonnen haben, sie zu kaufen, kaufen wir sie aus reiner Gewohnheit weiterhin.**

Alle hier erwähnten Arten von Lebensmitteln *profitieren* von Modewellen. Wenn wir nicht vorsichtig sind, könnten wir die Behauptungen glatt glauben und Dinge essen, die wir nicht wirklich *brauchen*. **Wenn du das Wort »gesund« siehst, nimm erst mal an, das Produkt wäre ungesund, und lass es seine Unschuld *nach* eingehender Betrachtung beweisen.**

KURZ UND KNACKIG ...

OMG 6 Lebensmittelverpackungen sollen den Absatz fördern.

OMG 5 Bioware ist frei von chemischen Zusätzen, garantiert aber nicht Gesundheit.

OMG 4 Produkte, die »reich an« etwas Gutem sind, müssen oft in großen Portionen verzehrt werden, damit sie ihr Versprechen halten.

OMG 3 So kannst du übermäßig viele Kalorien, Carbs oder beides zu dir nehmen.

OMG 2 Lass dich nicht überreden, Nährstoffe zu kaufen, die du nicht kaufen wolltest.

OMG 1 Geh nicht mit hungrigem Magen einkaufen, denn dann bist du ANFÄLLIGER für Werbung!

OMG ! **Vorsicht bei allen Lebensmitteln, die als »gesund« ausgezeichnet sind!**

Fruchtfolge

Was Obst und Gemüse angeht, so ist es klug, so viele verschiedene wie möglich zu wählen. Dieser Rat gilt für alle Menschen, ob sie nun auf Diät sind oder das Wort mit »D« noch nicht einmal in den Mund genommen haben.

Die Wissenschaft weiß zwar sehr viel, aber eben noch nicht alles. In den letzten zehn Jahren wurden die »Wunder« Blaubeeren, dann Granatapfel, Goji-Beeren, Acai-Beeren und so weiter entdeckt.

Jede neue Entdeckung vermehrt zwar unser Wissen, gleichzeitig sagt uns jedoch die Natur: »Du weißt nicht alles.« Und bis das so ist (wenn überhaupt je), ist es schlau, verschiedene Früchte und Gemüse zu versuchen. **Also, lass die Früchte aufeinanderfolgen!**

Für viele Menschen ist der Regenwald des Amazonas *Aladins Höhle* der Pflanzen. Dabei kennen die meisten von uns nicht einmal zehn Prozent dessen, was sich in den Höhlen unserer Lebensmittelläden verbirgt! Wir sind Gewohnheitstiere.

Eine Studie zeigte einst, dass jene Menschen mit superniedrigen Krebsraten die größte Auswahl an Nahrungsmitteln aßen. Diese wandelnden Tempel nahmen mehr als 50 verschiedene Arten von Lebensmitteln pro Woche zu sich. Das ist eine interessante Studie, auch wenn du nur Fett abbauen möchtest.

Forscher stellten auch fest, dass große Abwechslung mit tollen Beinen verbunden ist. Ist Schlankheit also auf eine große Vielfalt an Mega-Nährstoffen zurückzuführen? Oder auf die Vermeidung eines

Übermaßes an einem ungünstigen Nahrungsmittel? Wer weiß. Aber ich habe einen Geheimtipp anzubieten.

Pflanzen könnten Dinge enthalten, die für den Fettabbau super-nützlich sind. Und manche Pflanzen könnten etwas enthalten, das ihn erschwert. Bis unsere wissenschaftlichen Erkenntnisse ausreichen, **ist es klug, für Abwechslung zu sorgen.**

Cool an einer bunten Abfolge von frischen Lebensmitteln ist außerdem, dass du dann nicht das Gefühl hast, »auf Diät zu sein«. Eine entscheidende Note von Freiheit. **Ein garantierter Weg zum Scheitern einer Diät ist Langeweile.**

Ich will euch nicht vormachen, ein Wechsel zwischen Äpfeln und Pfirsichen wäre aufregend, oder grüne Paprikaschoten durch rote zu ersetzen, würde euer Blut in Wallung versetzen, doch es könnte mithelfen, Langeweile zu vermeiden. Aufregend ist es dagegen, sich an den Plan zu halten und all diese OMGs einzusammeln!

KURZ UND KNACKIG ...

OMG 6 Gemüse und Früchte enthalten gesunde Nährstoffe.

OMG 5 Einige davon sind noch unbekannt oder unbenannt.

OMG 4 Früchte und Gemüse können Dinge enthalten, die den Fettabbau beschleunigen.

OMG 3 Sie können auch etwas enthalten, was den Fettabbau blockiert.

OMG 2 Forschungen zeigen, dass die Menschen mit einem guten Mix die schlankesten sind.

OMG 1 Abwechslung bei Obst und Gemüse kann Diät-Langeweile vorbeugen.

OMG ! **Iss alle verfügbaren Früchte und Gemüse zumindest einmal!**

Mit Tellern jonglieren

Ein schwieriges Kunststück. Doch ich spreche hier eigentlich von einem Herumspielen mit Tellergrößen, einem Wechsel von groß zu weniger groß. Ich verlange übrigens nicht, dass du von einer Untertasse isst! Ich schlage vor, zu Tellergrößen zurückzukehren, welche verwendet wurden, als die Menschen wesentlich schlanker waren.

Konkret ausgedrückt, **jeder Teller mit mehr als 23 Zentimetern Durchmesser verursacht Probleme.** 25 Zentimeter wären bereits unklug. Deine Obergrenze für Teller müssen wirklich etwa 23 Zentimeter sein. Natürlich hast du im Restaurant die Wahl zwischen verschiedenen Gerichten, nicht Tellern!

Doch zu Hause verwende für deine Mahlzeiten kleinere Teller. Kauf welche, wenn es sein muss. Bei einem größeren Teller bist du einfach versucht, alles aufzuessen. Das hat alle möglichen psychologischen Hintergründe, die sich schwer beiseiteschieben lassen. **Kauf dir einen kleineren Teller!**

Es gibt einen Ort, der Okinawa heißt. Das ist eine kleine Inselgruppe bei Japan. Die dort lebenden Menschen werden oft 100 Jahre alt, und sie sind immer schlank und gesund. Sie haben eine besondere Weisheit. Sie lautet »*hara hachi bu*«. Stammt scheinbar von Konfuzius. Verwirrt?

Ich schon, bis es Google Translation gab! Es bedeutet: »Fülle deinen Magen nur zu 80 Prozent.« Es heißt aber nicht, iss 80 Prozent von *jedem* Teller, denn dein Teller könnte so groß sein wie der eines Pandas! Die Menschen in Okinawa essen von kleineren Tellern, das kannst du auch. *Domo arigato!*

KURZ UND KNACKIG...

OMG 6 Wir essen mit den Augen, nicht mit dem Magen.

OMG 5 Wenn auf deinem Teller noch Platz ist, wirst du ihn und dich füllen.

OMG 4 Teller mit 23 Zentimetern Durchmesser sind groß genug und können dich am Überessen hindern.

OMG 3 Vielleicht helfen auch kleinere Tassen.

OMG 2 Gesellschaftlicher Druck erzeugt Schuldgefühle für zurückgelassene Speisereste.

OMG 1 Reduziere diese, indem du zu Hause kleine Teller verwendest und auswärts kleine Portionen isst.

OMG ! **Verwende kleine Teller, auch wenn sie eigentlich für Babys oder Haustiere gedacht sind!**

Wer zählt hier?

1824 fand ein französischer Wissenschaftler irgendwo in einem obskuren Labor mitten in Europa deinen schlimmsten Alptraum. Schlimmer als *Frankenstein* und auch bei Tageslicht anzutreffen (im Gegensatz zu Robert Pattinson) – er fand die Kalorie!

Wäre das *Harry Potter*, wäre Nahrungsfett ein Todesser und die Kalorie Lord Voldemort! Kalorien sind böse. Sie sind überall. Und sie müssen vernichtet werden. Stimmt das, *verdient* die Kalorie ihren schlechten Ruf tatsächlich?

Sehen wir uns zunächst an, was eine **Kalorie** ist. Eine Kalorie ist die Wärmemenge, die man benötigt, um ein Kilogramm Wasser um ein Grad Celsius zu erhitzen. Genau, Kalorien beschäftigen sich mit einem großen Wasserkocher!

Vor Jahren nahmen Wissenschaftler Proben verschiedener Nahrungsmittel, gaben sie in ein großes Gerät und »verbrannten« sie. Je mehr das Wasser dabei erhitzt wurde, desto mehr Energie steckte im Lebensmittel. Die Wissenschaftler gaben diese Energie in Kalorien an (nach dem Lateinischen, *calor* steht für »Wärme«).

Bizarrerweise wendet dein Körper, wenn du sehr kaltes Wasser trinkst, eine winzige Energiemenge für dessen Erwärmung auf Körpertemperatur auf. Der Effekt ist winzig, du kannst den Ausflug ins Schwimmbad absagen!

Heute werden Nahrungsmittel nicht mehr verbrannt, sondern chemisch analysiert. Egal, ist an der ganzen Kalorien-Geschichte irgendetwas wichtig? Nö. Grundsätzlich muss der Mensch den »Gesetzen der Physik gehorchen«, zu denen auch die Kalorien gehören. Gehorchen klingt wie *sollte* in anderer Aufmachung!

In der Physik heißt es, Energie (Kalorien) kann weder erzeugt noch vernichtet werden. Energie kann nur von einer Form in eine andere umgewandelt werden. Das soll dann heißen, dass wir durch Achten auf die Kalorien genau vorhersagen können, ob wir dick werden.

Das würde vielleicht stimmen, wenn unser Körper sich nur nach der Physik richtete. Tut er aber nicht. Wir *gehorchen* auch anderen Gesetzen, etwa aus Biologie, Chemie und Biochemie. Auch Psychologie. Sogar der »Überphysiker« Einstein gab zu, dass er nicht alles wusste.

Wenn du dir Diäten anschaust, die hauptsächlich auf Kalorienreduktion abzielen, ist deren langfristiger Erfolg sehr gering. **Unser Körper ist zu schlau, um sich nach Zahlen zu richten.** Wir haben Hormone, Gene und unendlich viele verschiedene Denkmuster.

Nimmt man all dies zusammen, erscheint es verrückt, *ausschließlich* von den Kalorien auszugehen. Auch wenn das Achten auf die Kalorien dich schlank machen könnte, würde es nichts zu deiner Gesundheit oder deinem gesunden Aussehen beitragen. Beweis gefällig?

Die Menschen auf der Erde leben von sehr unterschiedlichen Kalorienmengen, von 1000 bis 5000. Und alle sind schlank. Wie kann das sein? Hauptsächlich, weil ihre Ernährung *traditionell*, das heißt Tausende Jahre alt, ist.

Sie essen natürliche Nahrungsmittel, die sie immer gegessen haben. Wenn sie westliche Nahrungsmittel, also solche, die vom Menschen verändert wurden, einführen, werden sie übergewichtig oder krank oder beides. Ganz ohne Zweifel passiert das immer, wenn kohlenhydratreiche Lebensmittel ihren Einzug halten.

Kalorienzählen ist, als ob man ein Pferd mit der Peitsche in die gewünschte Richtung treibt. Es ist viel besser, sich mit einem netten Pferd anzufreunden und die Peitsche zu vergessen. Dieses nette Pferd ist *natürliche Nahrung*. Sie wird dich nicht enttäuschen, wenn du sie gut behandelst.

Kalorien zählen ist langweilig und mit unterschwelligen Ängsten verbunden. Langeweile und Angst sind Gefühle, die du nicht ein Leben lang herumschleppen möchtest! Daher vermeide ich meist, über Kalorien zu sprechen.

Ich schreibe das hier, weil viele beunruhigt sind, wenn sie keine **exakten** Kalorienwerte erhalten. Und ich weiß, dass es Formeln, Diäten und Geräte gibt, die solche Werte liefern. Sie stimmen nicht. Und ich werde dir keinen Wert liefern.

Wenn du dieses Buch wirklich *begriffen hast*, wirst du fast nebenbei Kalorien verbrennen und klug auswählen. Kalorien an sich zu meiden ist nicht nötig. Sie stammen aus *Frankensteins* Zeitalter, du kannst das Monster nun zu Grabe tragen!

KURZ UND KNACKIG ...

OMG 6 Kalorien sind ein sehr einfaches Maß für die Wärmeenergie in Nahrung.

OMG 5 Kalorien aus unterschiedlichen Quellen verhalten sich in deinem Körper unterschiedlich.

OMG 4 Deinen täglichen Kalorienbedarf auszurechnen ist nicht möglich.

OMG 3 Kalorienformeln wiegen dich daher in falscher Sicherheit.

OMG 2 Gute Gesundheit erhältst du durch Nährstoffe, nicht durch eine Kalorienzahl.

OMG 1 Sowohl Menschen mit kalorienreicher als auch Menschen mit kalorienarmer Ernährung können schlank sein.

OMG ! **Vergiss das Kalorienzählen und zähle OMGs!**

Anleitung zum Unglücklichsein?

OMG-Eintopf
(Für keine Personen)

Zutaten

• Drei bekannte Diätbücher

• Ein Liter Wasser

• Braune Lebensmittelfarbe

• Bastelkleber

Zubereitung

Die Diätbücher fein in kleine Stücke hacken. In einem Liter Wasser aufkochen, bis es kräftig blubbert. Einen Spritzer braune Lebensmittelfarbe zufügen und weitere 15 Minuten unter Rühren garen. Herd abschalten, Topf erkalten lassen und fünf Löffel Bastelkleber hinzufügen. Während dein Leben 60 Minuten Pause macht, die Mischung weiterrühren. Die Masse aus dem Topf nehmen und vorsichtig einen Ball daraus formen. Über Nacht aushärten lassen.

Et voilà.

Nimm den Ball, mach einige Schritte zurück und kicke ihn ins Weltall!

Wer schon andere Diät- oder Gesundheitsbücher gelesen hat, wird hier vielleicht immer noch am Blättern sein, sich fragen: »Wo sind nun die Rezepte?« Wurden vergessen. Natürlich nicht. Sie wurden absichtlich weggelassen!

In der *OMG-Diät* ist kein Platz für Rezepte. Ich hoffe, du verfügst mittlerweile über das **Selbstvertrauen, deine eigenen Lebensmittel auszuwählen.** Bleib bei einem halben Teller Protein und beschränke die tägliche Carb-Gesamtmenge. Meide die *Rasanten und Rasenden*. Das ist eine Zusammenfassung, aber du weißt Bescheid.

Das einzige Buch, in dem Rezepte stehen dürfen, ist ein *Kochbuch*! Im Ernst. Dort lernt man, schmackhafte neue Gerichte zuzubereiten. Und damit *verbessert* sich unser Verhältnis zum Essen. **Diätbücher mit Rezepten** *schaden* **unserem Verhältnis zum Essen.**

Warum? Weil wir unbewusst annehmen, dass fehlende Nahrungsmittel »schlecht« *sein könnten*. Unsinn! Nur weil ein Autor sie in seinem Diätbuch nicht verwendet, sind sie noch nicht verboten. Da wurde einfach Papier oder Tinte gespart!

Diätrezepte schwächen das echte Selbstvertrauen. Sie helfen dir nur weiter, wenn du sie vor dir hast, verunsichern dich aber, wenn du ohne Rezept dastehst. Du brauchst Sicherheit, die in allen Situationen hilft, nicht nur zu Hause. Und wenn du Diätrezepte nicht zubereiten kannst, leidet das Ego *wirklich*!

Weißt du, warum am Ende eines Buches immer Rezepte eingefügt werden? Damit du ein gutes Gefühl hast. Sie sollen erklären, was im übrigen Teil nicht klar herauskam! **Es ist viel besser, wenn du den Inhalt verstehst und die Nahrungsmittel selbst auswählst.**

Rezepte richten sich auch nach dem Geschmack des Autors. Französische Autoren ziehen französisches Essen vor, Fleischesser empfehlen nur Fleisch, und Vegetarier favorisieren Pflanzen etc. Gute Ideen funktionieren in unendlicher Vielfalt.

Mir ist egal, ob du acht oder 80 bist. Du bist alt genug, dass *niemand* für dich Lebensmittel auswählen muss! Setze das Wissen, das du in diesem Buch erworben hast, ein und gestalte deine eigenen Rezepte.

KURZ UND KNACKIG ...

OMG 6 Rezepte in Diätbüchern lassen fehlende Nahrungsmittel nicht empfehlenswert erscheinen.

OMG 5 Rezepte in Diätbüchern verringern dein Selbstvertrauen in der Auswahl.

OMG 4 Rezepte in Diätbüchern lehren dich, Grundsätze zu vergessen.

OMG 3 Rezepte in Diätbüchern werden vom persönlichen Geschmack des Autors beeinflusst.

OMG 2 Rezepte in Diätbüchern können nicht für ein ganzes Leben reichen.

OMG 1 Rezepte in Diätbüchern gelingen nie so wie beschrieben.

OMG ! **Du bist nun Experte, wähle also deine Nahrungsmittel.**

Nach sechs kommt sieben

Nun sind wir also so weit. Du bist ziemlich am Ende angelangt. Vielleicht liest du das Ganze durch, bevor du beginnst. Wenn das so ist, bietet dieser Abschnitt einen Blick in deine Zukunft. So viele Menschen fragen: »Wie geht es nachher weiter?«

Kommt darauf an. Wenn du noch nicht annähernd den Körper erreicht hast, der dir vorschwebt, möchtest du die Methoden vielleicht weiter anwenden, bis du näher dran bist. Du könntest sie alle einsetzen oder nur jene Teile, die sich für *dich* wirklich bewährt haben.

Doch wenn du tatsächlich an dem Punkt *bist*, wo du in den Spiegel blicken und stolz sein kannst, was dann? Dein Erfolg wird bedeuten, dass sich die meisten biologischen und chemischen Systeme in deinem Körper wirklich verbessert haben. Sie sind effizient geworden.

Effizient? Ein hochtrabendes Wort dafür, dass dein Körper gut und mit weniger Anstrengung arbeitet, das heißt, es fällt ihm leichter, schlank zu *bleiben*. Dennoch gibt es einige wunderbare Ideen, die leicht umzusetzen und **lohnenswert** sind. Hier sind die sieben Wunder der Diätwelt.

1 – Iss niemals, ohne dich vorher zu bewegen

Ich sage nicht direkt, *streich das Frühstück*. Aber, **iss niemals gleich nach dem Aufstehen oder jedenfalls nicht ohne dich vorher zu be-**

wegen. Das ist, ganz ohne Zweifel, der beste Ratschlag für dich, wenn es darum geht, schlank und gesund zu bleiben.

Es ist völlig unnatürlich, ohne vorherige Bewegung zu essen. Du kommst in der Natur nicht zu Nahrung, ohne dich zu bewegen! Unsere moderne Lebensweise mag bis zu 200 Jahre alt sein, aber unsere Gene sind mehr als 2 000 000 Jahre alt. Ein wenig Bewegung muss, muss, muss sein!

Ideal fürs ganze Leben ist ein Minimum von 15 Minuten, bevor du ans Essen denkst. Noch besser ist, wenn du dich 15 Minuten bewegst und dann 15 Minuten wartest. Das ist das *Jagen und Warten*, das du hier kennengelernt hast. Jage hinüber in den Laden, komm zurück und warte ein wenig!

15 Minuten Bewegung verändern deine gesamte Körperchemie, ihr nachher noch 15 Minuten nichts zu geben, erzwingt alle positiven Veränderungen, die du dir je erhoffen könntest. Wirklich, wenn du aus dem ganzen Buch nur eines mitnimmst, dann sollte es das sein!

Dabei geht es nicht nur ums Kalorienverbrennen. Die Bewegung sorgt dafür, dass dein Körper viel besser darin wird, Nahrung zu absorbieren und zu verwerten. Die Wartezeit nach der Bewegung kurbelt Hormone, Enzyme und alle guten Substanzen an.

Bewegung nach den Mahlzeiten hilft nicht. Sie bringt nur die Verdauung zum Stillstand, verdirbt das angenehme Glücksgefühl nach einem guten Mahl und, besonders wichtig, kurbelt keines der Enzyme oder Hormone an, die deinem Körper bei der Nahrungsverwertung helfen. Mach es vorher oder lass es!

Solltest du jemals wieder essen, dann **bewege dich vorher!** Erscheint dir das unmöglich, sagst du im Geist: »Auf keinen Fall?« 15 Minuten sind gar nichts. Bloß 900 Sekunden Bewegung. Das Lesen dieses Absatzes dauerte schon 20 Sekunden!

Und dann, vor deiner nächsten Mahlzeit, folgt eine weitere Bewegungseinheit. Neunhundert Sekunden, komm schon! Und schließlich am Abend noch einmal. Denk dran, auch nach Hause gehen zählt dazu. Liebe deinen Körper. **Verwöhne ihn vor dem Essen.**

Wenn du dreimal täglich isst, sind das drei Einheiten aus Bewegung und Warten. Die einfachste Form der Bewegung ist ein flotter Spaziergang. Er erfordert keine »Vorbereitung« und liefert keinen Grund für Ausreden. Beweg dich einfach!

Ganz offensichtlich sind diese kurzen Phasen nicht für einen Besuch im Fitnessstudio gedacht. Das wäre verrückt. Ich würde gar nichts tun, das sich für dich nach Workout anfühlt. Darum geht es nicht. Nur einfache, nicht intensive Bewegung irgendeiner Art.

2 – Iss Mahlzeiten

Anders gesagt, **iss keine Snacks.** Es ist einfach nicht sinnvoll, sechs Mal am Tag zu essen. Du wirst ständig zur Toilette müssen, öfter zum Zahnarzt müssen, und du wirst dicker werden! Wen stört es, wenn drei Mahlzeiten pro Tag altmodisch erscheinen, solange es funktioniert.

Mahlzeiten vermitteln soziale Kontakte, sorgen für ein befriedigtes Hochgefühl und lassen die Füllstandsanzeige deines Körpers richtig funktionieren. Snacks verhindern, dass dein Körper sich Energie aus den eigenen Fettspeichern holen kann, und das ist nicht gut. Iss Mahlzeiten. Genug gesagt!

3 – Nähere dich deinem Teller Protein

Ich werde dich nicht noch einmal mit Wissenschaft bombardieren. Denk nur daran, **du bestehst zur Hälfte aus Protein, ebenso wie dein idealer Teller.** Wir verlieren täglich Protein, es muss durch Protein aus der Nahrung ersetzt werden. Dein Körper braucht Protein mehr als alle anderen Nahrungsmittel.

Wegen dieses enormen Bedarfs ist dein Gehirn ständig auf der Suche danach. Sobald es genug erhalten hat, kann es sich entspannen. Protein *beruhigt* deinen Appetit. Wenn du ihn auf diese natürliche Weise befriedigen kannst, wirst du dauerhaft schlank bleiben.

Die einfachste Methode? Wähle für jede Mahlzeit eine Proteinquelle, etwas, das *vorwiegend* aus Protein besteht, und fülle deinen Teller zur Hälfte damit. Wenn du das richtig machst, wird sich alles andere nach und nach finden. So wichtig ist das.

Zähl die Kalorien in deinem Protein nicht, auch nicht den Fettgehalt. Achte auf Carbs, besonders die versteckten in unschuldig wirkenden Saucen. Es gibt gesunde Alternativen. **Dein Protein sollte Protein sein.**

4 – Iss einen Regenbogen

Eines Tages mag dieses Buch, verglichen mit den immer neuen Entdeckungen der Wissenschaftler, veraltet erscheinen. Doch eines wird sich *niemals* ändern. Und das ist Obst und Gemüse. Wir brauchen sie. Darin stecken die bunten Zaubertränke der Natur.

Es klingt vielleicht zu einfach, doch farbige Abwechslung in deiner Nahrung ist eine der einfachsten Möglichkeiten verschiedene Super-Nährstoffe aufzunehmen. Ich bin mir sicher, du wirst etwas Rotes, Orangefarbenes, Gelbes, Grünes, Blaues und sogar Violettes finden!

Versuche, dem Gemüse den Vorzug gegenüber Obst zu geben, da manche Früchte ziemlich viel Zucker enthalten. Egal, wie viel du isst, überleg dir eine hübsche Mischung, und iss Obst immer *zu* den Mahlzeiten (Ich gehe davon aus, dass du Gemüse nicht als Snack zwischendurch essen würdest!). **Iss einen pflanzlichen Regenbogen.**

Säfte und Smoothies enthalten vielleicht natürliche Zutaten, doch in einer so konzentrierten Weise, die eine Höhlenfrau niemals zuwege gebracht hätte! Wenn du sie von Zeit zu Zeit genießt, betrachte sie *als Mahlzeit*, oder trinke sie *zu* Mahlzeiten.

Wenn du Gemüse und Obst isst, passiert zweierlei. Erstens erhältst du winzige Nährstoffe, die deinen Körper richtig funktionieren lassen, korrekte Fettverbrennung eingeschlossen. Und zweitens sinkt die Wahrscheinlichkeit, dass du schlechtere Nahrungsmittel auswählen wirst.

5 – Heavy Metal dreimal pro Monat

Jahrelang, viel zu lang, wurde Gewichtstraining als typisch männlich angesehen. In Wahrheit ist es für Mädels noch wichtiger Eisen zu pumpen. Das baut Muskeln, Knochen, Figur, Kraft, Festigkeit, Kohlenhydratverwertung und *Selbstvertrauen* auf.

Es ist so wichtig, dass ich glaube, du musst dreimal im Monat einen Weg finden, ein Fitnessstudio aufzusuchen und ein langes Work-out zu absolvieren, und zwar nur mit Gewichtstraining. Warum ein Fitnessstudio? Weil dir, damit du intensiv, gefahrlos und mit Freude trainieren kannst, alle Geräte zur Verfügung stehen müssen.

Wenn du dich vor dem Fitnessstudio fürchtest, weil du mit deinem Körperbild kämpfst, gib die Idee nicht leichtfertig auf. Such dir ein ruhiges Studio oder irgendein anderes, wo du dich wohlfühlen kannst. **Das ist dein Leben.** Versteck dich nicht für immer.

Du musst auch nicht Mitglied im Fitnessstudio werden, in den meisten kann man als Gast gelegentlich trainieren. Mach dir einen schönen Vormittag, Nachmittag oder Abend. Trainiere wie ein Kerl, der verzweifelt an die Frau kommen möchte! Wenn du Hilfe brauchst, lass dich von jemandem einführen, auch mehrmals, wenn nötig.

Wenn du den Gedanken an ein Fitnessstudio wirklich nicht schaffst, versuche es vielleicht mit Kursen. Zirkeltraining, Pilates und Yoga sind gut, wenn der Kurs intensiv genug ist. Und wenn dir das zu viel ist, kauf dir Kurzhanteln und leg zu Hause los. Nur tue etwas!

Wenn du deine Muskeln mindestens dreimal im Monat intensiv trainierst, erhältst du deine Muskelmasse, wo du sie brauchst, und kurbelst eine Menge guter Substanzen an. Das kann jeder. **Nimm deine Muskeln dreimal im Monat ordentlich ran.** Damit sorgst du für OMGs ein Leben lang.

Und es verbessert nicht nur deine Muskeln oder deinen Körperfettanteil. Gewichtstraining sorgt für Schwung auf verschiedensten Ebenen, es sendet chemische Wellen durch den gesamten Körper. Sogar Haut, Haar und Nägel werden besser. Wir *alle* sollen starke Geschöpfe sein!

6 – Träume vom Schlanksein

Super gut schlafen ist wie High Five mit Körper und Hirn jede Nacht! Das heißt dann so viel wie: »Gut gemacht, das wollen wir morgen wieder tun.« Schlaf stellt alle guten Substanzen neu ein und gibt wichtigen Dingen wie Muskeln und Hormonen eine Chance zum Ausruhen.

Und es geht nicht nur darum, lange im Bett zu liegen. Die Qualität deines Schlafes, also wie *tief* du schläfst, macht einen Unterschied für die Menge des produzierten Wachstumshormons. Das ist die wichtigste Substanz, die so ziemlich alles verbessert.

Im Hinblick auf Schlankheit ist Schlaf wichtig, weil er die Schilddrüse ankurbelt. Diese Hormone legen die Geschwindigkeit deines Stoffwechsels fest. Einfach ausgedrückt ist dein Stoffwechsel die Geschwindigkeit, mit der dein Körper Energie (Kalorien) verbraucht.

Auch wenn du dich *nur* um dein Äußeres kümmerst, also Haut, Haar und Nägel, darfst du nicht vergessen, dass sie im Schlaf sozusagen kostenlos überholt werden! **Schlaf ist in gewisser Hinsicht** *Nichtstun***, also mache dieses Nichtstun** *gut***.**

7 – Iss Carbs wie ein Höhlenmensch

Ganz zu Anfang erwähnte ich, dass du dich nicht endlos mit Nährwertangaben, Kalorien oder dem gefürchteten Fett befassen sollst. Unsere Vorfahren in den Höhlen taten das nie. Doch wir leben eben nicht mehr in Höhlen. Wir leben in Höhlen über Höhlen!

Wir leben in einer *modernen* Welt. Manches ist großartig, manches ist einfach zu viel. Unsere Landwirtschaft produziert zu viel. Die größte Kategorie des *Zuviel* sind die Carbs. Und es ist nahezu unmöglich geworden, diese außerirdischen Invasoren aus unseren Höhlen fernzuhalten!

Sei klug. Wir verfügen über das Wissen, ihre Verstecke und Angriffsplätze zu erkennen, wo wir sie am wenigsten vermuten. Protein reguliert sich selbst, ebenso Fett, und Obst und Gemüse müssen gar nicht erwähnt werden. Doch Carbs sind ungezogene Bengel, du musst ein Auge auf sie haben!

Auch wenn du die gesündesten Carbs auswählst, ein Zuviel macht das Schlanksein schwer. Unsere Gene sind einfach zu alt, um mit den Ergebnissen der modernen Landwirtschaft fertigzuwerden. Und wer die Gene nicht respektiert, sich damit seine Jeans ruiniert!

Wirf also immer wieder einen kritischen Blick auf den Kohlenhydratlieferanten in einer Mahlzeit. Nichts weiter, nur wie viele Gramm du hier auf einmal isst. Kümmere dich nicht um die Werte im Gemüse, **aber vermeide mehr als 40 Gramm Carbs pro Mahlzeit.**

Für 99 Prozent der Menschen ist das leicht ausreichend. Schwangere oder Leistungssportler (oder schwangere Leistungssportler!) brauchen vielleicht mehr. Doch für die überwiegende Mehrheit, die schlanke Mehrheit, um genau zu sein, reichen 40 Gramm pro Mahlzeit, um Gehirn und Muskeln glücklich zu machen.

Ich erwarte nicht, dass du die ganze Zeit Nährwertangaben studierst. Wie gesagt, sieh gelegentlich nach. Wenn du pro Mahlzeit 100 Gramm Carbs isst, reduziere sie! Isst du dagegen 20 Gramm und fühlst dich gut dabei, dann erhöhe sie nicht. **40 Gramm Carbs pro Mahlzeit sind eine Obergrenze, kein Zielwert!**

Und wenn du unterwegs bist, denk dran, dass das Volumen von vier iPhones oder Blackberrys der maximalen Kohlenhydratmenge entspricht. Wichtig ist, dass die Carbs niemals das Protein verdrängen!

Und denk dran, wir brauchen keine Carbs. Wir brauchen Protein. Wir brauchen Fett. Wir brauchen Vitamine, Mineralstoffe und Nährstoffe. Wir brauchen Sauerstoff. Wir brauchen Tageslicht. Wir brauchen Ruhe (Schlaf). Wir brauchen Bewegung (bewege dich!). **Aber wir brauchen keine Kohlenhydrate.**

Natürlich wirst du welche essen. Und sie schmecken auch gut! Das Leben muss zweifellos Spaß machen. All das müssen wir dagegen abwägen, wie es sich *anfühlt*, in einem nicht perfekten Körper zu stecken. Finde ein Gleichgewicht. Das ist extrem persönlich, doch du kannst es finden.

Musst du für einen besonderen Anlass ein paar Kilo abnehmen, achte auf deine Carb-Qualität. Meide die *Rasanten und Rasenden*. Weiche flüssigen Carbs, ballaststoffarmen Nahrungsmitteln und all jenen mit »Zucker« oder »-ose« unter den ersten drei Zutaten aus. **Achte auf deine Freunde, aber achte noch mehr auf deine Carbs.**

Der endgültige Countdown

Da sind sie. Sieben Dinge, die sich um dich kümmern, wenn du dich um sie kümmerst. Sie sind nicht schwierig, mit ein wenig Gewohnheit werden sie in deine Tage, Monate und Jahre einfließen, ehe du es merkst. Und was ist mit all dem anderen Zeug im Buch?

Dass du das Ende des Buches erreicht hast, bedeutet nicht, dass die Methoden hier enden. Wenn du das Gefühl hast, du bräuchtest neuen Schwung, und dazu bereit bist, warum solltest du nicht einen Monat *Schlanktauchen* probieren? Du gibst die Regeln vor. Mache dir gute Ideen *zu eigen*. Nütze sie, nimm sie in Besitz!

Wenn dich dein Ablauf nicht befriedigt, achte darauf, dass du es nicht so machst wie die meisten Menschen: *unbeholfene Veränderungen vornimmst.* Ein Beispiel dafür ist das Phänomen der sogenannten Jojo-Diäten, es funktioniert niemals. Was ist also die Lösung, wenn man mit einem ungeschickten Hin und Her nicht weiterkommt?

Meiner Erfahrung nach musst du für wirklich atemberaubenden Erfolg eine längst vergessene Fertigkeit erlernen. Du musst Meister im *Modifizieren* werden. Modifizieren heißt, feine, leichte, oberflächliche Anpassungen vorzunehmen, und dennoch zu spüren, wann tiefere Änderungen nötig sind.

Es gibt keine einfache Möglichkeit, dieses Buch zu beenden. Vielleicht fühlt sich das jetzt so an, als hätte ich ewig lang deine Hand gehalten und dann plötzlich losgelassen. Das musste ich tun. Wie sie in schmalzigen Filmen niemals sagen, *es ist nicht an mir, es ist an dir! Worauf wartest du?*

KURZ UND KNACKIG ...

OMG 6   Iss niemals, ohne dich vorher zu bewegen.

OMG 5   Iss drei Mahlzeiten pro Tag und lass die Finger von Snacks.

OMG 4   Fülle deinen Teller zur Hälfte mit einem Proteinlieferanten.

OMG 3   Iss jeden Tag eine bunte Mischung von Obst und Gemüse.

OMG 2   Trainiere drei Mal im Monat intensiv mit Gewichten.

OMG 1   Schlafe jede Nacht tief und wache auf, wenn du so weit bist.

OMG !   **Iss nie mehr als 40 Gramm reine Carbs pro Mahlzeit (vier Smartphones!).**

Wer sagt das?

Es gibt immer wieder Zeiten im Leben, wo dir niemand glaubt. Und es gibt Zeiten im Leben, wo du niemandem glaubst. Vielleicht glaubst du mir *immer noch nicht*? Gut! Denn das bedeutet, dass du dir, wie alle klugen Wesen, **Beweise** verdienst.

Beweise bewahren uns vor Blamagen, Zeitverschwendung und sogar vor dem Untergang, wenn Laura Lemming ihren Schrei ertönen lässt: »Stürzt euch von der Klippe!« Wissenschaftler bezeichnen Beweise als *evidenzbasiertes Denken*.

Sobald du *Beweise* findest, musst du überlegen, was du damit tust. Also **verwenden oder verschmeißen**. Wenn du nichts tust, landest du in einer Geisterstadt namens Nirgendwo. Dort leben die meisten Wissenschaftler.

Wissenschaftler warten oft Jahre, bevor sie entscheiden, was mit vorliegenden Forschungsergebnissen zu tun ist. Jeder Durchbruch wird wie ein winziger Punkt auf einem riesengroßen Zahlenbild behandelt. Und die Obergescheiten haben natürlich auch keinen Stress. So ein Labormantel verbirgt Oberschenkel jeder Größe!

Die meisten von uns haben keine Zeit für Wischi-waschi. **Wir müssen die Punkte verbinden und das Gesamtbild richtig interpretieren, bevor alle Punkte da sind.** Die Wissenschaft bezeichnet das als »Raten«. Ich nenne es: »Das fügt sich zu einem Bild, versuchen wir es!«

In Wahrheit ist alles in gewisser Hinsicht geraten. Warum? Nun, Tatsache ist, *es gibt keine Tatsachen*. **Wir haben nur begründete Ver-**

mutungen. Liegen genug Vermutungen vor, verbinden wir sie und bezeichnen das als *Tatsache*.

Einige Tatsachen aus diesem Buch könnten in Zukunft von neueren abgelöst werden. Vielleicht werden wir Medikamente oder Therapien erfinden, so dass wir für unseren OMG-Body nur noch eine Pille einwerfen müssen. Bis dahin müssen wir aus dem, was wir haben, das Beste machen.

Hier findest du eine Sammlung der besten Dinge, von denen ich weiß, dass sie *funktionieren*. Das ist ein toller Ausgangspunkt. Die Titel der Forschungsarbeiten wurden abgeändert, so dass man besser erkennen kann, worum es geht. Wenn du einen Internetzugang hast, ist es für dich nur ein Klick dorthin. Alles ist:

- in (durch Fachleute) begutachteten wissenschaftlichen Zeitschriften

- im 21. Jahrhundert veröffentlicht (also nach 2000 entdeckt)

- an Menschen erforscht (und das heißt, auch keine Affen!)

- unter **pubmed.gov** abrufbar (*PubMed-ID* eingeben, um die Studie zu finden, die Texte sind in englischer Sprache verfasst)

- Warum dein Arzt vielleicht kein Ernährungsfachmann ist.
  American Journal of Clinical Nutrition 2006
  PubMed ID 16600952

- Gewichtsabnahme ist mit einer allgemeinen Verbesserung der Lebensqualität verbunden.
  Eating Behaviors 2009
  PubMed ID 19447349

- Auch eine Abnahme um weniger als fünf Prozent des Körpergewichts führt dazu, dass wir uns dynamischer fühlen.
  Health and Quality of Life Outcomes 2006
  PubMed ID 16846509

- Vertrau auf dich selbst, wenn andere dir sagen, was du tun sollst, kann alles noch schlimmer werden.
  Social Science and Medicine 2010
  PubMed ID 19944507

- Der Body Mass Index (BMI) bewährt sich für die meisten Menschen nicht.
  International Journal of Obesity 2008
  PubMed ID 18283284

- Der Body Mass Index (BMI) ist nicht hilfreich für die Erkennung von Herzerkrankungen.
  European Heart Journal 2007
  PubMed ID 17626030

- Der Body Mass Index (BMI) ist seelisch zu belastend oder zu beruhigend, um hilfreich zu sein.
  Australian and New Zealand Journal of Psychiatry 2009
  PubMed ID 19530022

- BMI, Maßband und Körperfettanteil könnten alle nicht aussagekräftig sein.
  American Journal of Clinical Nutrition 2009
  PubMed ID 19116329

- Auf die Medien zu hören ist nicht die klügste Möglichkeit, über dein angestrebtes Aussehen zu entscheiden.
  Pediatrics 2007
  PubMed ID 17200254

- Wenn du zu rasch abnimmst, könnten Organe schrumpfen, und das verlangsamt den Stoffwechsel.
  American Journal of Clinical Nutrition 2009
  PubMed ID 19710198

- Bulimie stört die Nahrungsverwertung des Körpers, er wird dann leichter dick.
  Journal of the American College of Nutrition 2005
  PubMed ID 16093401

- Bei den meisten Fällen von Essstörung geht es nicht um die schlanke Figur.
  The International Journal of Eating Disorders 2002
  PubMed ID 12386908

- Medikamente werden wahrscheinlich keine Essstörung heilen.
  International Journal of Neuropsychopharmacology 2012
  PubMed ID 21439105

- Wenn du an einer Essstörung leidest, könnte Selbsthilfe die beste Strategie sein.
  The International Journal of Eating Disorders 2004
  PubMed ID 15101068

- Selbst abwiegen ist mit erfolgreicher Gewichtsabnahme verbunden.
  Journal of the American Dietetic Association 2011
  PubMed ID 21185970

- Die Waage beim Hausarzt oder im Fitnessstudio ist wahrscheinlich ungenau.
  Public Health Reports (Washington DC) 2005
  PubMed ID 16134566

- Verzicht auf das Frühstück mag zu Jammern führen, jedoch nicht zu späterem Überessen.
  American Journal of Clinical Nutrition 2011
  PubMed ID 21084650

- Frühstücksverzicht reduziert die Konzentration nicht wirklich.
  Journal of Developmental and Behavioral Pediatrics 2012
  PubMed ID 22218013

- Wer frühstückt wie ein König, wird wahrscheinlich den ganzen Tag so essen.
  Nutrition Journal 2011
  PubMed ID 21241465

- Kleine übergewichtige Kinder, die auf das Frühstück verzichten, nehmen ab, normalgewichtige nicht.
  International Journal of Obesity and Related Metabolic Disorders 2003
  PubMed ID 14513075

- Einige Leute beginnen gerade, den Frühstücksverzicht zu untersuchen.
  Trials 2011
  PubMed ID 21740575

- Braunes Fettgewebe gibt es beim Menschen, und zwar je mehr, desto besser.
  PLoS One (Public Library of Science) 2011
  PubMed ID 21390318

- Ein experimenteller Kühlanzug erhöhte die Körperfettverbrennung um 376 Prozent.
  Journal of Applied Physiology 2002
  PubMed ID 12070189

- Erwachsene haben braunes Fettgewebe, es hilft ihnen, bei Kälte Fett zu verbrennen.
  The Journal of Clinical Investigation 2012
  PubMed ID 22269323

- Eine Kombination aus Kaffee und grünem Tee führt zu anhaltendem und kräftigem Fettabbau.
  Obesity Reviews 2011
  PubMed ID 21366839

- Viele Bewegungseinheiten sind demselben Bewegungsausmaß in einer Einheit überlegen.
  Journal of Applied Physiology 2007
  PubMed ID 17317872

- Setze mehr Muskeln ein (zum Beispiel Laufen gegenüber Radfahren), und du verbrennst mehr Fett.
  Metabolism 2003
  PubMed ID 12800102

- Bewegung ist wirkungsvoller für Fettabbau als reduzierte Nahrungsaufnahme.
  The Journal of Nutritional Biochemistry 2003
  PubMed ID 14505816

- Langsames oder schnelles Training macht keinen Unterschied, wenn der Bauch kleiner werden soll.
  American Journal of Clinical Nutrition 2009
  PubMed ID 19211823

- Einfach in Bewegung bleiben hält den Grundumsatz hoch.
  Journal of the American Dietetic Association 2001
  PubMed ID 11678489

- Du verbrennst Kalorien, ob du gehst oder läufst, nur Laufen macht dich hungriger.
  American Journal of Clinical Nutrition 2004
  PubMed ID 15531670

- Dein Körper bleibt schlanker, wenn du keinen Unterschied zwischen den Tagen der Woche machst.
  International Journal of Obesity and Related Metabolic Disorders 2004
  PubMed ID 14647183

- Zur Dämpfung des Appetits hilft eine proteinreiche erste Mahlzeit deinem Gehirn bei der Bekämpfung von Essgelüsten.
  Obesity 2011
  PubMed ID 21546927

- Durch sechs Mahlzeiten pro Tag wirst du nicht schlanker als durch drei Mahlzeiten.
  British Journal of Nutrition 2011
  PubMed ID 19943985

- Snacks mögen gesunde Nährstoffe enthalten, doch insgesamt sind sie nicht gesund.
  Journal of the American Dietetic Association 2011
  PubMed ID 22117666

- Dickere Menschen neigen vermehrt zu Snacks.
  International Journal of Obesity 2005
  PubMed ID 15809664

- Mehr Protein in der Nahrung führt zu verringertem Appetit, auch wenn unbegrenzt Nahrung verfügbar ist.
  American Journal of Clinical Nutrition 2008
  PubMed ID 18469287

- Wenn du hochwertigem Protein den Vorzug gibst, wirst du wahrscheinlich eine schlankere Körpermitte haben.
  Nutrition and Metabolism 2012
  PubMed ID 22284338

- Protein reduziert den Appetit stärker als Fett und Carbs, dafür sorgt unser Gehirn.
  Current Opinion in Clinical Nutrition and Metabolic Care 2009
  PubMed ID 19057188

- Die westliche Ernährungsweise führt überall zu Problemen.
  Journal of Obesity 2012
  PubMed ID 22235369

- Du verbrennst weniger Fett, wenn du dich kohlenhydratreich ernährst.
  American Journal of Clinical Nutrition 2008
  PubMed ID 18400703

- Das Verhältnis Kohlenhydrate zu Fett in der Nahrung beeinflusst stark, wie viel Körperfett du produzierst.
  The Proceedings of the Nutrition Society 2002
  PubMed ID 12133211

- Bei manchen Menschen entscheiden allein die Gesamtkohlenhydrate darüber, wie dick sie sind.
  Journal of the American Dietetic Association 2007
  PubMed ID 17904937

- Erfrischungsgetränke könnten bedeuten, dass du mehr Junkfood konsumierst, aber du könntest dennoch schlank sein.
  Journal of Nutrition 2012
  PubMed ID 22223568

- Bei den meisten Menschen führen flüssige Carbs mit hoher Wahrscheinlichkeit zu überhöhter Energieaufnahme.
  American Journal of Clinical Nutrition 2012
  PubMed ID 22258267

- Feste Nahrung unterdrückt Hunger länger als weiche Nahrung mit derselben Kalorienanzahl.
  Journal of the American Dietetic Association 2008
  PubMed ID 18589034

- Die Dickflüssigkeit eines Nahrungsmittels beeinflusst die Glücksgefühle nach dem Essen.
  Journal of Nutrition 2009
  PubMed ID 19176745

- Höherer Fruktosekonsum lässt deinen Bauch wachsen, auch wenn du jung bist.
  Journal of Nutrition 2012
  PubMed ID 22190023

- Ungesunde Mahlzeiten können durch Fruktosezusatz noch schlimmer werden.
  Proceedings of the National Academy of Sciences of the USA 2012
  PubMed ID 22315413

- Der Genuss Fruktose-haltiger Speisen oder Getränke vor dem Walking reduziert die Körperfettverbrennung.
  European Journal of Applied Physiology 2011
  PubMed ID 22081046

- Nahrungsfett wurde endlich von einem Verbrechen freigesprochen, das es nie beging.
  Cochrane Database of Systematic Reviews 2008
  PubMed ID 18646093

- Kohlenhydrat-reduzierte Diäten bewähren sich besser als fettarme.
  Annals of Internal Medicine 2004
  PubMed ID 15148064

- Wenn du jung und schwer bist, könnten dir mehr Omega-3-Fette beim Schlankwerden helfen.
  Archives of Medical Research 2011
  PubMed ID 22136960

- Sechs Wochen Fischöl könnten dir helfen, ein halbes Kilogramm Fett abzubauen und ebenso viel Muskelmasse zuzulegen.
  Journal of the International Society of Sports Nutrition 2010
  PubMed ID 20932294

- Carbs kurz vor oder nach der Bewegung stoppen den Fettabbau und schalten die Höhlenmenschen-Gene ab.
  American Journal of Physiology, Endocrinology and Metabolism 2005
  PubMed ID 16030063

- Pausen zwischen Bewegung und Essen können die Fettverbrennung steigern.
  Nutrition 2004
  PubMed ID 15212756

- Eisen pumpen hilft, dem Muskelabbau bei Ernährungsumstellung vorzubeugen.
  Obesity 2009
  PubMed ID 19247271

- Wenn du mehr Muskeln hast, verbrennst du unentwegt mehr Kalorien.
  Obesity Reviews 2002
  PubMed ID 12120418

- Gewichtstraining verbessert die Insulinwirkung, auch bei älteren Menschen.
  Journal of the American Geriatrics Society 2001
  PubMed ID 11300234

- Krafttraining ist auch für Kinder und Jugendliche geeignet und gefahrlos.
  Journal of the American Academy of Orthopaedic Surgeons 2001
  PubMed ID 11174161

- Die Arbeit mit Gewichten verhindert, dass der Körper durch überschüssige Carbs geschädigt wird.
  Diabetes 2004
  PubMed ID 14747278

- Gewichte in Verbindung mit etwas Impact-Training erhöhen bei Frauen die Knochenstärke.
  Journal of Bone and Mineral Metabolism 2010
  PubMed ID 20013013

- Ballons aufblasen ist kein Partyspiel, es kommt deiner Haltung und deiner Körpermitte zugute.
  North American Journal of Sports Physical Therapy 2010
  PubMed ID 21589673

- Stress lässt dich wertloses Zeug essen und einen dicken Bauch bekommen.
  Psychoneuroendocrinology 2011
  PubMed ID 21906885

- Eine Verpackung aus viszeralem Fett für deine Organe kann deiner Gesundheit schaden.
  Circulation 2007
  PubMed ID 17576866

- Viszerales Fett verursacht ein höheres Maß an Entzündungen als Fett unter der Haut.
  Internal Medicine 2011
  PubMed ID 22082888

- Wenn du dick bist und ein hohes Maß an Entzündung aufweist, hilft der Konsum von Omega-3-Fett.
  British Journal of Nutrition 2011
  PubMed ID 22133051

- Tiefliegendes Fett ist mit größeren Problemen wie Arthritis und Herzerkrankung verbunden.
  Autoimmunity Reviews 2011
  PubMed ID 21539940

- Die meisten Carbs werden dazu führen, dass du immer, immer wieder Verlangen danach hast.
  Current Neuropharmacology 2011
  PubMed ID 22131945

- Junkfood macht wirklich abhängig.
  Current Drug Abuse Reviews 2011
  PubMed ID 21999689

- Schlaflosigkeit durch Stress verursacht Verlangen nach den ungesündesten Nahrungsmitteln.
  Journal of Sleep Research 2010
  PubMed ID 20545838

- Möchtest du das Wachstumshormon durch Bewegung ankurbeln, trink keinen Alkohol.
  Neuro Endocrinology Letters 2007
  PubMed ID 17435673

- Schläfst du weniger als normal, wirst du wahrscheinlich mehr essen und dich weniger bewegen.
  American Journal of Clinical Nutrition 2011
  PubMed ID 21715510

- Auch wenn du gesund bist, ruiniert eine Nacht mit schlechtem Schlaf die Nahrungsverwertung in deinem Körper.
  Journal of Clinical Endocrinology and Metabolism 2010
  PubMed ID 20371664

- Schlafmangel erhöht deinen Appetit und macht Essen weniger befriedigend.
  Annals of the New York Academy of Sciences 2008
  PubMed ID 18591489

- Wenn du dich heute weniger bewegst, könnte das daran liegen, dass du letzte Nacht weniger geschlafen hast.
  American Journal of Clinical Nutrition 2011
  PubMed ID 21471283

- Iss nicht zu kurz vor dem Schlafengehen, das stört deine Hormone.
  Molecular and Cellular Endocrinology 2012
  PubMed ID 21939733

- Wenn du heute Nacht nicht gut schläfst, schwächst du deine Haut.
  Brain, Behavior and Immunity 2009
  PubMed ID 19523511

- Wenn du jung bist und nicht viel schläfst, wirst du mehr essen, dich weniger bewegen und dick sein.
  International Journal of Obesity 2011
  PubMed ID 21792170

- Bei jenen, die nicht viel schlafen, werden Snacks rasch häufiger als Mahlzeiten.
  American Journal of Clinical Nutrition 2009
  PubMed ID 19056602

- Wasser zu den Mahlzeiten kann bei der Regelung des Appetits helfen.
  Nutrition Reviews 2010
  PubMed ID 20796216

- Künstliche Süßungsmittel dürften hinsichtlich Fettabbau nicht süß und unschuldig sein.
  The Yale Journal of Biology and Medicine 2010
  PubMed ID 20589192

- Wenn du nicht ausreichend getrunken hast, kannst du eventuell das hilfreiche Wachstumshormon nicht ankurbeln.
  European Journal of Endocrinology 2001
  PubMed ID 11581003

- Der Mensch weiß, wann er ausreichend trinkt.
  Sports Medicine 2007
  PubMed ID 17465636

- Wenn dein Blutzuckerspiegel die ganze Zeit hoch ist, wird deine Haut älter aussehen.
  Age 2011
  PubMed ID 22102339

- Oberschenkelmassage und Lymphdrainage reduzieren Cellulite.
  Journal of the European Academy of Dermatology and Venereology 2010
  PubMed ID 19627407

- Eine akustische Wellentherapie stärkt das Collagen und reduziert Cellulite.
  Aesthetic Surgery Journal 2008
  PubMed ID 19083577

- Grüner Tee verringert den Appetit und erhöht die Energiegewinnung aus Körperfett.
  The Journal of Nutritional Biochemistry 2011
  PubMed ID 21115335

- Grüner Tee lässt dich bei Bewegung mehr Bauchfett abbauen.
  British Journal of Nutrition 2009
  PubMed ID 19074207

- Nicht alle Nährwertangaben sind Dienst am Kunden.
  Nutrition Reviews 2010
  PubMed ID 20883420

- Bioware muss dich nicht automatisch schlank erhalten.
  International Journal of Food Sciences and Nutrition 2003
  PubMed ID 12907407

- Bioware muss nicht unbedenklich sein.
  Critical Reviews in Food Science and Nutrition 2006
  PubMed ID 16403682

- Geschäfte arbeiten mit Marketingmethoden, die dicker machen.
  Annual Review of Public Health 2011
  PubMed ID 21219166

- Obst- und Gemüsesorten abzuwechseln ist gesund und kann zur Krebsvorbeugung beitragen.
  Nutrition and Cancer 2004
  PubMed ID 15231448

- Gut gemischtes Gemüse könnte eine Herzerkrankung verhindern.
  Annals of Internal Medicine 2001
  PubMed ID 11412050

- Ein hoher Konsum von Gemüse und Obst ist mit höherer Gewichtsabnahme verbunden.
  Nutrition Research 2008
  PubMed ID 19083413

- Wer zu einer größeren Portion greift, bekommt leichter einen größeren Po.
  American Journal of Clinical Nutrition 2002
  PubMed ID 12450884

- Auch Küchenchefs wissen, dass ihre Portionsgrößen ihren Erfolg bei den Kunden beeinflussen.
  Obesity 2007
  PubMed ID 17712127

- Solltest du an Kalorien glauben, die Angaben auf Lebensmitteln und in Restaurants können äußerst ungenau sein.
  Journal of the American Dietetic Association 2011
  PubMed ID 20102837

- Diäten, die nur auf wenig Kalorien ausgerichtet sind, können das entzündungsfördernde Kortisol erhöhen.
  Psychosomatic Medicine 2010
  PubMed ID 20368473

- Kalorien sind nicht immer, was sie vorgeben, also warum damit befassen.
  Journal of the International Society of Sports Nutrition 2004
  PubMed ID 18500946

Das erste Kapitel

Ja, du hast es geschafft, du hast die Ziellinie überschritten! Wirklich gut gemacht. Und nun, wo du fertig bist, ist es Zeit zu beginnen! Alles Wissen der Welt ist *Schrott*, wenn es nur ganz hinten in jener großen Schublade steckt, die wir als Gehirn bezeichnen!

Vielleicht gab es Phasen, in denen es dir schwerfiel, das Gelesene zu verstehen. **Mach dir keine Vorwürfe.** Dass du dich selbst liebevoll behandelst, ist sehr wichtig. Mach Folgendes mir zuliebe: schließ die Augen und stell dir vor, du kümmerst dich um jemandes Baby.

Nun versucht es zu laufen. Ups, es stolpert. Schreist du es an? Wohl kaum. Ups, schon wieder. Du schreist immer noch nicht? Natürlich nicht! Du verstehst, dass ein Kleinkind Zeit braucht, um laufen zu lernen. Auch du brauchst Zeit, um neue Fähigkeiten zu entwickeln. Doch wenn du es kannst, bleibt es fürs ganze Leben. Bleib also cool.

Hör auf mich, achte auf neue Ideen, doch hör auch auf dich. Werde zum Experten. **Jeder kann zumindest zum Experten für sich selbst werden!** Wenn du das tust, hast du dich ein großes Stück einer Errungenschaft angenähert, die dir die *ultimative* Persönlichkeit verleihen wird.

Selbstvertrauen. Das ist ein Wort, das wir sehr oft hören, doch manche Wörter wirken auf Papier nicht, das ist eines davon. Denn Selbstvertrauen ist ein *Gefühl*. Und was für ein Gefühl! Mit Selbstvertrauen hast **du** die Kraft, alles zu schaffen.

Je größer und manchmal furchterregender die Welt wird, desto mehr brauchst du etwas, was dich stark macht. Dieses Etwas ist Selbstvertrauen. Und ein lächerlich großes Stück davon kommt von deinem Selbstbild.

Das ist nicht einfach ein Diätbuch. Es ist ein Selbstvertrauensbuch. Unterschätz die Kraft des Selbstvertrauens niemals. Suche es, bewahre es und setze es vor allem ein, um ein fantastisches Leben zu leben. Ich danke dir, dass du ein Stück des Weges mit mir gegangen bist. Wir sehen uns ganz oben.

WILLST DU MEHR?

- Mehr Hilfe? *veniceafulton.com*

- Gratis Unterstützung? *mysixweeks.com*

- Ein wenig angeben? *facebook.com/omgdiet*

- Möchtest du mir etwas twittern? *@veniceafulton*

- Brauchst du noch einen Grund, um weiterzulesen, dann siehe unten.

- **Schalte den Rechner ab, schalte dein Rechenzentrum im Kopf ein und hol dir deine OMGs!**

Die schöne Zahl Sechs

Was, du bist immer noch *da?* Also noch nicht *unterwegs* in deiner Mission? Warum nicht? Steh auf, laufe, schreie, tu etwas! Schon gut, war ein Wiiiiiitz. Wenn du mir nur ein wenig ähnelst, brauchst du noch einen Schubs in die richtige Richtung.

Dieses Buch wollte dir niemals Angst einjagen (nicht einmal mit der Badewanne), es wollte dich befähigen (auch in der Badewanne). Anders zusammengefasst, dieses Buch, Gesundheit, schlankere Jeans und sogar dein Leben an sich dreht sich um *Freude.*

Das heißt, sieh dir an, was ich hier geschrieben habe, und spiel damit. Geh selbstbewusst und freudig an deinen Plan heran und mach dir *niemals* (übersetzt: **niemals**) Vorwürfe, wenn du eine schlechte Woche hast. 52 schlechte Wochen hintereinander ergeben ein schlechtes Jahr, aber *eine* schlechte Woche? Ein Klacks! Große Pläne scheitern, wenn der Druck zur Perfektion zu groß wird. Auch Mutter Natur ist nicht perfekt (weißt du, wie ein Schnabeltier aussieht? Geh auf Google.)

Wenn du nur *eine* Verbesserung pro Woche vornimmst, bist du immer noch schneller unterwegs als jene, die auf der Couch sitzen. Klar? Noch nicht? **Wenn du nur *eine* Verbesserung pro Woche vornimmst, bist du immer noch schneller unterwegs als jene, die auf der Couch sitzen.**

Und denk immer an den vielleicht wichtigsten Aspekt jedes Plans: *Du* bist der, der ihn umsetzt! Damit bist *du* der Chef. *Du* leitest die *setze-deinen-Namen-ein*-GmbH. **Du** bist mächtig. Triff kluge Entscheidungen, und dein Körper wird den DAX abhängen.

Nun gut, hier ist erst einmal der Ablauf eines durchschnittlichen Tages:

Beim Aufwachen

- Trink ein großes Glas Wasser.

- Lass das Badewasser einlaufen (oder stell die Dusche an).

- Bereite schwarzen Kaffee vor (oder Koffeinpillen!).

Ab ins Badezimmer

- Prüfe die Temperatur, sie darf nicht zu kalt sein.

- Starte den Timer und steig hinein!

- Wenn die Zeit abgelaufen ist, steig heraus und zieh dich an.

Trink etwas

- Kipp deinen Kaffee hinunter!

Jage

- Setz dich in Bewegung (*alles*, was Spaß macht)!

- Denk nicht an die Geschwindigkeit, schau nur, dass du in Bewegung bleibst.

- Wenn du dein Ziel nicht erreichst, nimm's locker, ist ja nur ein Tag.

Warte

- Schließ die Bewegung ab, merke dir die Zeit.

- Warte zumindest 60 Minuten, bevor du etwas isst.

- Wenn du dich allmählich daran gewöhnst, *steigere dich* auf eine Pause von 180 Minuten.

Frühstück

- Nun gibt es endlich Frühstück (um die »Mittagszeit« für viele)!

- Organisiere dir ein ordentliches Stück Protein, das auf deinem Teller dominiert.

- Wenn du Obst magst, iss es zu dieser Mahlzeit.

Jage wieder

- Mache vor deiner zweiten Mahlzeit wieder Bewegung (es wird *nicht* lange dauern).

- Du weißt, Bewegung ist Bewegung, mach es möglich.

Warte wieder

- Lass eine kleine Pause (15 bis 30 Minuten), bevor du isst.

Zweite Mahlzeit

- Du nimmst sie etwa drei bis fünf Stunden nach dem »Frühstück« ein.

- Der Proteinanteil ist wieder hoch, trink etwas grünen Tee, wenn du kannst.

Abendliche Jagd

- Mache vor deiner traditionellen Abendmahlzeit wieder etwas Bewegung.

- Probiere etwas Neues aus (wenn es langweilig wird!).

Warte wieder

- 15 Minuten Pause nach dieser letzten Pom sind entscheidend.

Letzte Mahlzeit

- Diese findet wiederum drei bis fünf Stunden nach deiner zweiten statt.

- Versuche bei dieser Mahlzeit möglichst kein Obst zu essen.

- Halte die Carb-Limits ein (es wird dir morgen das Leben erleichtern).

Schlafe

- Sorge dafür!

- Achte darauf, dass du die letzte Mahlzeit nicht zu kurz vor dem Schlafengehen einnimmst.

Jeder ist anders, auch bei eineiigen Zwillingen. Anstelle punktgenauer Angaben, was du zu tun *hast*, findest du hier deshalb **wichtige Gedanken,** die deinen Fokus auf das Wichtige lenken und dir helfen, diese sechs Wochen zu bewältigen.

Diese wichtigen Gedanken sind übrigens nicht zufällig ausgewählt.

Sie sind vollkommen logisch. Wenn du auf jedem dieser *Gedanken* aufbaust, werden sie allmählich ineinanderfließen, bis du an den Punkt kommst, wo alle wichtigen Veränderungen *auf einmal* umgesetzt werden. Das fühlt sich vollkommen mühelos an.

Gedanke für Woche 1: Beginne, von dir selbst zu leben

Deine erste Woche wird ein *Übergang* sein. Wer dieses Buch liest, kommt wahrscheinlich aus tiefer Frustration und einem Wunsch nach Veränderung hierher. Erinnere dich oft an diese beiden Dinge, denn diese Woche ist eine der härtesten.

Das Allerwichtigste in dieser ersten Woche ist die beginnende Umstellung von konstanter *Versorgung mit* Nahrung zu einem *Zehren von* den eigenen Vorräten. Die beste Methode dafür ist die Bewegung am Morgen. Wenn du das Bad nicht erträgst, mach wenigstens zuerst Bewegung.

Gedanke für Woche 2: Halte den Proteinanteil hoch und pflege die Pausen

Die zweite Woche kann bei jedem Plan schwierig werden. Der Motivationsschub der ersten Tage verpufft, und du bist nun mit der kalten Realität harter Arbeit konfrontiert. Doch es *muss keine* harte Arbeit sein. Es kann einfach sein.

Die Regelung deines Appetits ist in dieser Phase entscheidend. Ein halber Teller Protein bei jeder Mahlzeit sollte absolute Priorität haben. Damit hältst du zwischen den Mahlzeiten länger durch und kannst die Veränderungen aus der ersten Woche ausbauen.

Gedanke für Woche 3: **Hör auf, die Carb-Limits zu überschreiten**
Okay, nun wird es ernst! Im Idealfall hast du nun einen morgendlichen Rhythmus aus Aufwachen und Bewegung (am besten mit *Schlanktauchen* davor). Carbs sind der Prüfstein *jeder* Diät, also sollten wir ihnen langsam die gebührende Aufmerksamkeit widmen.

Investiere in dieser Woche ein wenig Zeit in Nährwertangaben. *Langweilig*, **stimmt! Aber auch** *wichtig. Bleibe unterhalb* **dieser Carb-Limits und bis zum Ende dieser dritten Woche werden deine Essensgelüste und deine gesamte Physiologie in dauerhafter Veränderung begriffen sein.**

Gedanke für Woche 4: **Bewahre, was du hast**
Die meisten Menschen »probieren« Diätbücher aus, konzentrieren sich bloß auf das Essen und bringen einige Zeit mit dem berühmten »Kardio-Training« zu (Ich vermeide das Wort mit »S« immer noch!).

Nach etwa vier Wochen setzt dann der Muskelabbau ein. Das muss verhindert werden. Deine Muskeln sind freundliche Öfen, die den ganzen Tag Energie verbrennen. Erhalte sie am Brennen durch Gewichtstraining oder einen Kurs im Fitnessstudio, der deine Muskeln wirklich fordert. Dein Stoffwechsel *hängt davon ab.*

Gedanke für Woche 5: **Sei genau**
Wenn du nicht ohnehin bereits darauf achtest (es vielleicht vergessen hast), es gibt jede Menge Dinge in Nahrungsmitteln, die den Fortschritt erschweren. Zu viel Zuckerzusatz, bestimmte Arten von Fett und Marketingtricks der Anbieter sind äußerst gefährlich.

Du machst nun morgens Bewegung, regulierst deinen Appetit,

hältst Pausen ein und schützt deine Muskeln. Eliminiere nun noch die winzigen Monster, also Lebensmittel mit »-ose« und gehärteten Fetten in den Nährwertangaben, und sei besonders kritisch, wenn etwas als »gesund« vermarktet wird.

Gedanke für Woche 6: **Verliere den Preis nicht aus den Augen**
Wenn wir uns einer Ziellinie nähern, egal, welcher Art, neigen wir dazu, ein wenig nachzulassen. Gerade in der Gesundheit ist das nicht ideal. Sechs Wochen waren ein Anfang, sind aber *nicht* das große Ziel.

Beginne zu planen, was du aus diesen Veränderungen machen wirst, nicht, was du tun wirst, »sobald du fertig bist«. Passe sie, wenn nötig, an, damit sie über die sechs Wochen hinaus reichen und sich kaum merklich in dein Leben einfügen.

Gedanke für Woche 7: **Fürs Leben**
Nun liegt es an dir! Im Ernst, zu diesem Zeitpunkt wird sich dein Körper dramatisch verändert haben, auch wenn vielleicht nicht alle äußerlichen Änderungen eingetreten sind, die du dir erträumtest. Ich kann dir **versichern**, im Inneren läuft viel Gutes weiter.

Wenn du jetzt noch das Gefühl hast, du lebst nach einem Plan, stimmt etwas nicht. Nimm Hammer und Meißel und mach dir das Gelernte zu *deinem* Leben passend. Gute Gesundheit ist kein kurzfristiges Konzept. Sorge dafür, dass es dauerhaft funktioniert.

Sechs Wochen lang kann es ganz nett sein, nach Richtlinien zu leben, solltest du vergessen haben, wer du bist, findest du hier eine kleine Erinnerung. Wie bereits erwähnt, versuche nicht zwischen den Ebenen hin und her zu wechseln (außer es *geht nicht* anders).

Richtlinien für Wave, Blaze und Quake

Schlanktauchen

(steige *niemals* in Wasser unter 15 Grad Celsius!)

WAVE   Stehe zwei Minuten.

Sitze acht Minuten.

BLAZE   Stehe zwei Minuten.

Sitze drei Minuten.

Lehne dich für fünf Minuten zurück.

QUAKE   Stehe zwei Minuten.

Sitze drei Minuten.

Lehne dich für zehn Minuten zurück.

Jagen und Warten

(wähle *jede* beliebige Form der Bewegung und warte anschließend!)

WAVE   **Pom 1** – 30 Minuten nach dem Aufwachen
(plus 60 bis 180 Minuten bis zum Essen)

Pom 2 – 15 Minuten vor der zweiten Mahlzeit
(plus 15 Minuten vor dem Essen)

Pom 3 – 15 Minuten vor der dritten Mahlzeit
(plus 15 Minuten vor dem Essen)

BLAZE   **Pom 1** – 45 Minuten nach dem Aufwachen
(plus 60 bis 180 Minuten bis zum Essen)

Pom 2 – 15 Minuten vor der zweiten Mahlzeit
(plus 30 Minuten vor dem Essen)

Pom 3 – 15 Minuten vor der dritten Mahlzeit
(plus 15 Minuten vor dem Essen)

QUAKE **Pom 1** – 45 Minuten nach dem Aufwachen
(plus 60 bis 180 Minuten bis zum Essen)

Pom 2 – 30 Minuten vor der zweiten Mahlzeit
(plus 30 Minuten vor dem Essen)

Pom 3 – 15 Minuten vor der dritten Mahlzeit
(plus 15 Minuten vor dem Essen)

Carbs
(Obergrenzen, *nicht* Zielvorgaben!)

WAVE 120 Gramm pro Tag
(etwa drei Mahlzeiten zu 40 Gramm pro Mahlzeit)

BLAZE 90 Gramm pro Tag
(etwa drei Mahlzeiten zu 30 Gramm pro Mahlzeit)

QUAKE 60 Gramm pro Tag
(etwa drei Mahlzeiten zu 20 Gramm pro Mahlzeit)

Obst
(meide Trockenobst generell!)

WAVE maximal drei Stück pro Tag (eines pro Mahlzeit)

BLAZE maximal zwei Stück pro Tag (vermeide Obst in deiner letzten Mahlzeit)

QUAKE maximal ein Stück pro Tag (in deiner ersten Mahlzeit)

Wo ist Venice?

Venice – Venedig? Wo das ist, wissen wir alle. Doch Venice Fulton? Venice A. Fulton ist ausgebildeter Sportwissenschaftler, ein merkwürdiges Fach – es lehrt uns, den Körper zu Höchstleistungen zu treiben. Laborkittel, Nadeln, Schweiß, Blut und häufige Tränen waren seine ständigen Begleiter, bis aus ihm der hochgejubelte Fachmann wurde, den wir heute sehen.

Mit einer gewitzten Mischung aus Wissenschaft, Psychologie und unkonventionellem Denken half Venice vielen Menschen und einigen auserwählten Haustieren rasch schlank zu werden. Die meisten arbeiteten gerne mit Venice, wenngleich ein Hund etwas über kalte Bäder knurrte.

Jemand, der für die Zeitschrift *Celebrity Bodies* (die gab es) schrieb, Venice weiß alles über die große Bedeutung im Umstellungsprozess. Tatsache ist, *Die OMG-Diät* wurde während einer Fahrt im Aufzug geschrieben.

Venice ist derzeit auf der Flucht vor den größten Lebensmittelkonzernen der Welt, die ihn des Völker-, pardon, Flockenmordes beschuldigen. Sie wollen, dass das Kapitel über Frühstücksverzicht aus dem Vorstellungsvermögen der Leserschaft getilgt wird. *Venice* verbirgt sich in London, England. Sagt es nicht weiter.

Danke

Mein Dank gilt Robert Noyce und Jack Kilby, den Erfindern des Mikrochips, die unsere moderne Welt möglich machten. Danke Bill Gates, der ihre Chips zu einer alltagstauglichen Mahlzeit verkochte. Danke Tim Berners-Lee, der mithilfe von Bills Gericht das Internet servierte. Und danke Steve Jobs, der alles Digitale *cool* erscheinen ließ.

Danke an Jeff Bezos, Gründer von *Amazon*, und J. K. Rowling, Schöpferin von *Harry Potter*, die gemeinsam den Büchern einen Platz in unseren Herzen und, noch wichtiger, in unseren Händen sicherten.

Danke an — nomen est omen — Marshall Brain, Gründer von *How Stuff Works*, der mir Mut zusprach und mich in meiner Entschlossenheit bekräftigte, geistiges Eigentum zu schaffen.

Danke, Mark Twain. Du bist wahrscheinlich der inspirierendste Tote, den ich kenne. Entschuldige, dass ich dein Zitat über Gesundheitsbücher weglasse. Reserviere für mich einen Platz bei den bösen Buben.

Danke, C. J. Allan von der Webseite *CJ's Easy As Pie*. Als ich knietief im technischen Schlamm steckte, kamst du mit deinem geistigen 4 x 4 und zogst mich heraus. Meinen Respekt.

Danke, Michael Colgan, PhD, von *The Colgan Institute*. Deine Kenntnisse über Ernährung sind außergewöhnlich. Wenn ich deine Klugheit entlehne, nehme ich nur das Beste.

Danke, Anna Freedman, ein mir unbekanntes Wesen, das die Welt kleiner werden ließ, als sie eines Tages in der Bibliothek am gleichen

Tisch saß und zufällig ein Diätbuch verfasste. Bizarr! Bin sehr gespannt.

Danke, Duncan Meadows, dessen eintöniges »erledige das« oft wie ein lästiger Specht in meinen Ohren klang.

Danke, Sab Sayed, dessen »sehen wir uns das an« mich genau darauf neugierig machte.

Danke, Tony Nath, dessen ständiges »bist du schon fertig?« ich nun beantworten kann: »geschafft!«

Danke dem Gebäude, der Belegschaft und den anderen Nutzern der Bibliothek »Church End« in Finchley, London, wo dieses Buch erfunden, geschrieben und vielleicht auch gelesen wurde. Eine Bibliothek ist Heimat für Ideen, und ihr habt daraus eine äußerst gemütliche Heimat gemacht.

Danke meinem zwölfjährigen Neffen Cameron, der mir anbot, bei jedem Mädchen in seinem Bekanntenkreis Werbung für dieses Buch zu machen. Ich hoffe, du kennst ein paar Millionen.

Danke, Rob Skinner, dessen rebellische und philosophische Art viel zu dem frechen Tonfall beitrug, in dem dieses Buch daherkommt. Wenn ich Schwierigkeiten bekomme, werde ich auf dich verweisen!

Danke, Mark Woollard, dessen knifflige Fragen mich auf Trab hielten. Danke, Jenny Woollard, deren intelligenter und sanfter Hinweis auf den Zweck meines Schreibens noch immer in mir klingt. Ich danke euch beiden für die Existenz einer gewissen Bella.

Und schließlich danke ich dem Rest meiner Familie, die mich offensichtlich ertragen, seit ich geboren wurde.

**Der beste Weg,
die Zukunft vorherzusagen,
ist, sie zu erfinden.**

Glückskeks (kohlenhydratreich)

Register

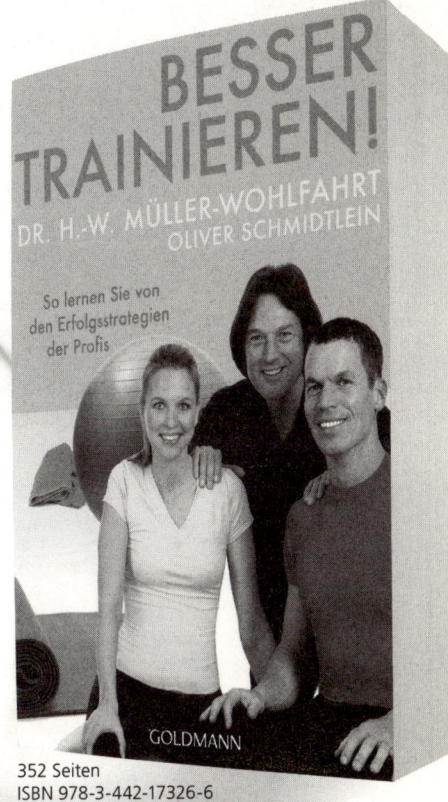
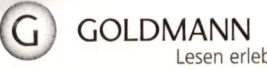

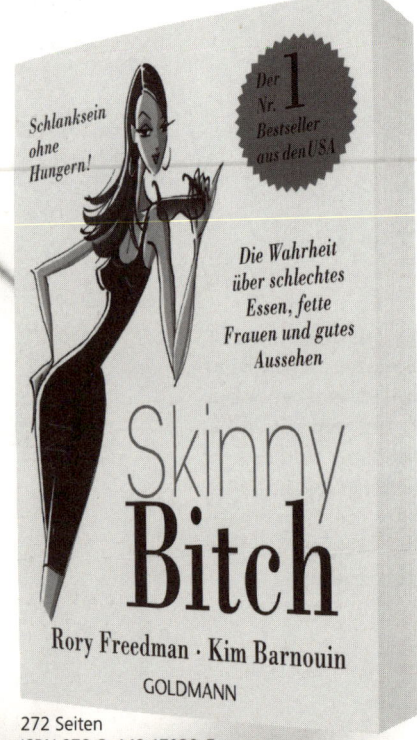
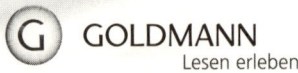